具合が悪いのに、病院で「どこも悪くない」と言われたら読む本

心と身体のほっこり養生法

アロマ鍼灸師
森下有紀

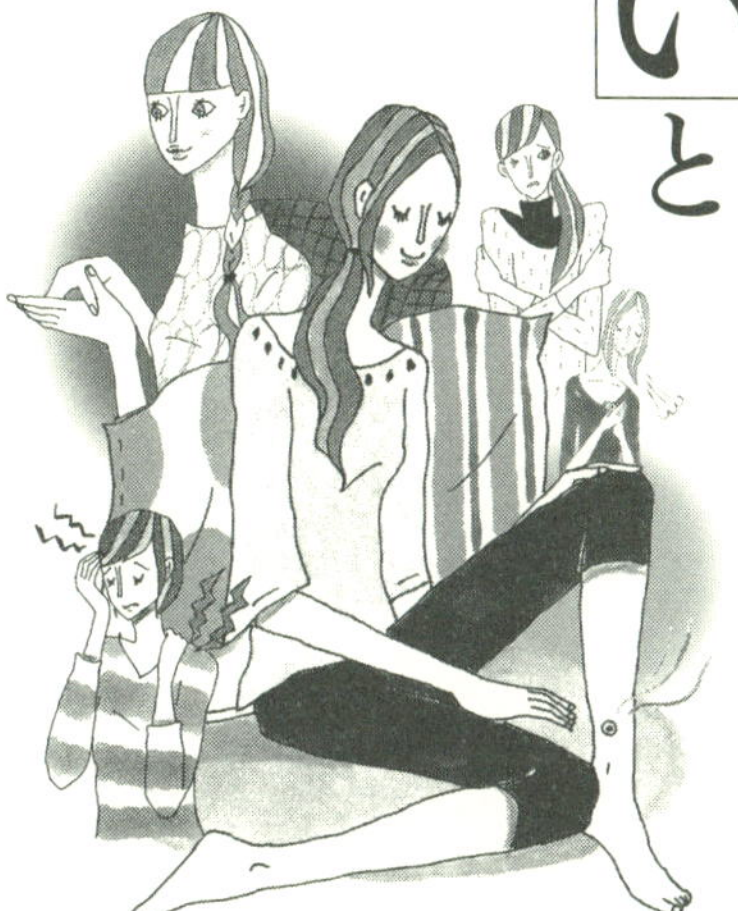

BAB JAPAN

はじめに

たくさんの本の中から、この本に興味を持っていただきまして、ありがとうございます。

東洋医学専門士の鍼灸師で、アロマセラピスト、メンタル心理カウンセラー、薬膳コーディネーターの森下有紀と申します。

普段は医院で、整形外科や漢方内科との連携治療である鍼灸外来を担当したり、自分の小さな鍼灸治療院で、アロマセラピーと鍼灸治療を融合させた「アロマ鍼灸」という治療を行っています。

今までにみえた初診の患者さんの半分以上は、具合が悪いのに病院の検査ではどこも悪くないと言われたことがある方で、不安を感じて何度も違う病院で、同じ検査を繰り返す「ドクターショッピング」をされていました。

そんなに具合が悪いのに、どうして病院の検査では異常が出なかったのでしょうか？　その理由と、家でできる改善法を1冊にまとめたくて、この本を書きました。

常に手元に置いていただき、四季折々で、「今の自分はどれかな？」「こんな時に効果的なのは何だったかな？」と、何度も見直して実践してみてください。きっと身体の状態が変わってくることを実感できると思います。実際に私自身がそうでした。

高齢化が進み、国の医療費がかさむ今、東洋医学は最良の医療だと思います。症状により、西洋医学と東洋医学を併用させたり、使い分けたり、医療に補完療法も融合させるなど、できることはたくさんあります。

病院で受けた検査で異常がなかったけれど、とにかくまた別の病院へ行き続け、また同じ検査を受け、異常が見つからなくても気休めの薬を浴びるほどのみ、毎日通いつめる…という生活から、解放されましょう。

この本を手にしてくださったみなさんが、心と身体の不安を解消し、大切な人生の一日一日を、元気に楽しく過ごせますように。

もくじ

第❸章 体質別、症状別に 効果のあるツボ各2選

第❻章　お灸パワーを見直そう

第❼章　本当のアロマセラピー

第1章

病院の検査でどこも悪くないと言われたら

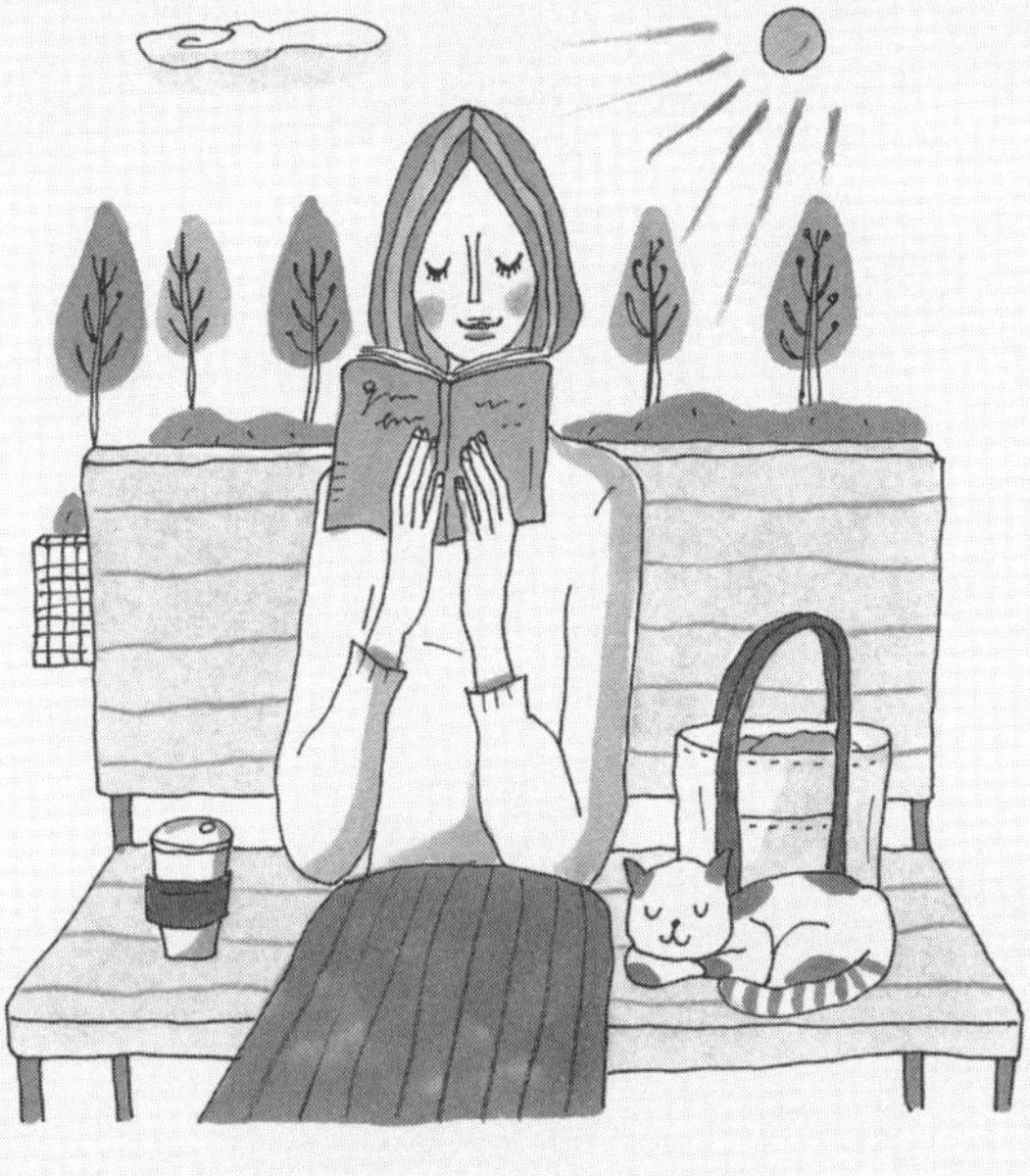

検査でどこも悪くないのに、どうしてこんなに具合が悪いのか

みなさん、こんな経験はありませんか?

身体の具合が悪くて、何か悪い病気ではないかと心配になり病院へ。お医者さんから検査結果を聞いても、ひとつも異常が見当たらない。

「どこにも異常がないので、気のせい、気のせい」「風邪ですね、風邪薬を出しましょう」「具合が悪いのが続くようならまた来てください」「老化現象だから仕方ないですね」「年齢的に更年期障害かも」「自律神経失調症かな」云々。

「そうですか…」と帰宅するしかありません。

「お医者さんに言われたのだからそれが正しいのだ」と信じ、「どこも悪くないんだから」と自分に言い聞かせて日々過ごしても、なかなか回復せず、そのうち具合の悪かった部位が移動したり、痛みや辛さが増したり、さらにはほかの症状まで出てくる。それでも「検査してもどこも異常がないのだから」と再度自分に言い聞かせても改善せず不安なまま、納得がいかず結

局今度は違う病院へ…また検査結果に異常なし。その繰り返し。
これはドクターショッピングといわれる状態です。こうなるとどうしたらいいのかわかりませんね。そんな時、役立つのがこの本です。実践してみてください。きっと何かが変わってくると思います。

検査結果で異常がなくても、頭が痛い、背中が痛い、足腰が痛い、手足がしびれる、首や肩の凝りがとれない、胸が詰まる、胃腸の具合が悪い、足腰に力が入らない、手足がとても冷たい、手足がほてったり顔がのぼせたりする、脚がつる、やる気が出ない、身体が重だるい、わけもなくイライラする、よく眠れない…症状は人それぞれですが、本人がいつもの自分の状態と違って「辛い」と感じるのですから、それはすでに一つの「病」なのです。

では、なぜ検査結果ではどこにも異常が出なかったのか。
それは、「西洋医学の科学的な検査で病気と診断できるほどの異常は、今はまだ出ていない」ということなのです。なので、検査に間違いがあったわけではありません。ただ、東洋医学的に考えてみると、本人がいつもと違うと感じている時点で、心や身体の異常事態であることは間違いありません。その「病」はこのまま放っておくといつか病気になってしまうかもしれませんよ、というサインで、「未病《みびょう》」と呼びます。

がんや大病が心配な方は、病院に検査に行ってみるのも安心材料になってよいでしょう。しかし、たいていは自分の体質の本質を知り、自分に合った日々の過ごし方を実践することで未病を改善することができます。

自分に合った生き方を養っていくこと、それを「養生《ようじょう》」といいます。自分の本質に見合った養生をしていなかったため、具合が悪かったのです。

最初の話に戻りますが、お医者さんが言った「どこも異常がないので、気のせい、気のせい」「風邪ですね、風邪薬を出しましょう」というのも、あながち嘘ではありません。これをまた東洋医学的に考えてみましょう。

「気のせい」というのは東洋医学では「気」の流れのせい、という意味です。

「『気』の流れに異常が生じて具合いが悪いのではありませんか？」

という意味です。東洋医学で「風邪」は「ふうじゃ」と呼び、外から体内に入ってくる悪い気「邪気《じゃき》」のひとつを指します。風邪《かぜ》をひいた時、風邪薬ではなく、日々の食事で改善してみてはいかがでしょうか？「医食同源」に基づいて食物の効果を取り入れる「薬膳」です。

西洋医学、東洋医学、補完療法のいいとこどりをしてみよう

しかしながら、すべてを東洋医学だけで片付けることもできません。西洋医学、東洋医学、補完療法、実はそれぞれに得意分野があるのです。ひとつひとつ見ていきましょう。

まず西洋医学です。西洋医学とは、今最も日本で盛んな医療です。ほとんどの科で血液検査、尿検査、レントゲン、ＣＴ、ＭＲＩ、超音波、カメラ、医療テスト等で、心や身体の中の状態を見てお医者さんが病気を判断し、主に薬を使って治療を行ったり、薬や手術で治癒が望めない病気には、その都度対処療法を行っていく最先端の医療です。

最近では西洋医学に疑問を抱く人も多くみられますが、東洋医学や補完療法では治癒や判断が望めない体内を、実際に目で見て「外科的治療」を行うことができる唯一の医療です。西洋

医学は現代に欠かせない医療だといえるでしょう。

対して東洋医学とは、もともと中国大陸を中心に発展してきた医療で、今の日本では主に漢方薬による治療や鍼灸を使った治療、マッサージ等を指します。太極拳で心や身体を鍛えたり、薬膳で体調を管理したりといったことも今見直されています。

三千年の歴史により伝えられてきた治療法で、科学的根拠がないといわれがちですが、逆に三千年前から効果があったからこそ伝えられてきた、生活に密着した医療であり、理にかなった、より私たちの身体に優しい療法です。

ＷＨＯ（世界保健機関）も、鍼により治療効果が望める疾患を数多く提唱しています。また、最近では、大学病院や個人医院でも東洋医学科を設立し、一人の患者さんに対して漢方内科や鍼灸外来で連携治療を行っているところもあります。実際に私が働いている整形外科・漢方内科の医院もその一つです。東洋医学科は、内科、婦人科、心療内科、整形外科、泌尿器科など様々な科で検査に異常がなかった患者さんが、最後の砦として来られる駆け込み寺なのです。

そして補完療法。補完療法は医療ではありませんが、各医療の治療を支える隠し味のようなものです。たとえば、植物の精油を使うリラクゼーション療法「アロマセラピー」、足の裏を押して疲れを癒やす「リフレクソロジー」、生活全体や食を見直す伝承医療「アーユルヴェーダ」、お茶や料理に薬草を使う「ハーブ療法」などです。

これらが西洋医学や東洋医学の治療を妨げることなく、あくまで補完療法として、医療と併用してきた場合の相乗効果を何例も目の当たりにしてきました。特に心への効果は高く、心と身体がつながっていることを証明してくれます。

その代表がアロマセラピー。私は実際に医院の心療内科でアロマセラピーを施術していたことがありますが、薬の量が減った、よく眠れるようになった、と笑顔を取り戻し、元気になった患者さんが多く見受けられました。

西洋医学、東洋医学、補完療法、どれがよい悪いではなく、今この時、この状態では、自分はどれを使うべきなのかを患者さん自身が選ぶ時代にきたのだと思います。それには比較的馴染みの少ない東洋医学と補完療法も理解しなければなりません。

この本では、みなさんがその都度自分に合った医療や養生法を見つけられるよう、解説していきたいと思います。

養生法のいろいろ

食養生

食養生とは、栄養に留意しながら、自分の体質に合う食材や住んでいる地域の特産、その土地の旬の食材を中心に使って作った食事をとることをいいます。

たとえば、寒い土地に住む人と暑い土地に住む人、海のある地域に住む人と山の上に住む人では、もともとの体質のタイプが同じでも、養生に見合う食材に違いが出てきます。また、季節によっても変わってきます。「一物全体《いちぶつぜんたい》」といって、根菜の葉っぱや小魚の骨、野菜の皮などを捨てずに食材を丸ごと使う「食養」も見直されています。

動養生

動養生とは、自分に合ったやり方で身体を動かして、心と体の健康を維持・増進することをいいます。たとえば、足踏みやストレッチ、腹筋、スクワットなどの簡単な運動や、ランニング、ヨガ、太極拳、テニスなど、できることは人それぞれ。自転車でツーリングに行くもよし、山登りや水泳でがっつり鍛えるのもよし。友達とカフェで語り合うのも、カラオケで歌を歌うのも、遊園地の絶叫マシーンで大声で叫ぶのも、動養生の一つといわれます。

静養生

静養生とは、ゆっくりお風呂につかったり、音楽を聴いたり、本を読んだり、アロマセラピーを楽しんだり…と、一人一処《ひとところ》でのんびり行う養生法です。ツボ押しや意識した呼吸法、快適な睡眠も、静養生に分類されます。

養生にもいろいろな種類があることがわかりましたね。自分に向いている養生をいくつか見つけて、まずは気が向いた時に実践してみましょう。毎日やらなきゃと考えると、できなかった時にかえって自己嫌悪になります。最初に「○○しなければならない」という考えを捨てましょう。

ところで、みなさんは普段ストレスを感じていますか？　ストレスというと、どうしても悪いイメージがつきまといますが、少々のストレスは明日への原動力として必要なものだともいわれています。日頃感じる軽いストレスをうまく受け入れ、自分に合った養生で、気楽に（「気」を「楽」にして）解消してみましょう。

身体に優しい東洋医学

東洋医学の三つの特徴

東洋医学の一番の特徴は、「人を診《み》て病名を診《み》ず」ということです。

これは、人によって生まれ持った体質や感受性、生活環境、嗜好、状況などが違うのだから、同じ病名がついている患者さんでも、人により治療方法が変わるということを指します。

たとえば、病院で「○○病」と診断された人がいても、東洋医学では全員が同じ治療方法ではありません。まずその人その人のもともとの体質を見極め、どこの何がどうなってこの症状が出ているのかにより治療の仕方が変わってきます。漢方の種類や調合、量、鍼の太さや長さ、打ち方、打つ部位（鍼灸の鍼は「刺す」ではなく「打つ」といいます）、灸の温度や数、種類、マッサージの強さややり方、食べる食材や調理法、より適した運動の仕方、などそれぞれ違います。

二番目の特徴は、「不定愁訴《ふていしゅうそ》」を全部まとめて治療することができるということです。不定愁訴とは、具合が悪い自覚症状がいくつもあるけれど、検査では異常が見られない状態のこと。まさに最初にお話しした状態です。

この症状にはこの薬という西洋医学的な考え方だと、いくつもの症状を抱えた患者さんはいくつもの薬を飲まなければならず、症状が増える度にどんどん薬が増えていってしまいます。もちろんそれぞれの薬に効果は望めますが、人によっては副作用が出てしまう場合もあります。たとえば、頭痛、胃の不調、不眠、むくみ、があるとします。頭痛薬、胃薬、睡眠導入剤、利尿剤などの薬を服用するのもひとつの方法ですが、鍼灸やマッサージでは、それぞれの症状に対応するツボや反応点を選んで、全部まとめて治療をしていくことができます。

また、その人のその症状がもともとの体質の何を邪魔して出ているものなのかを見極め、その根本（体質）を変えていくことで、不定愁訴を改善していく方法もあります。漢方薬も同じです。東洋医学で臓器の器質的な疾患は治りませんが、付随する辛い症状の苦痛を和らげ、心や身体への負担を減らすことはいくらでもできるのです。

そして三番目の特徴は、人が本来持って生まれた「自然治癒力」を高め、「恒常性」を保ち、「未病」を治すということです。

ちょっと聞き慣れない言葉が並びましたので、例を出して説明してみましょう。たとえば、子どもの頃に転んだ擦り傷はいつのまにか治っていますし、風邪をひいて熱が出ても、ゆっくり休めば平熱に戻っていますね。それらは「自然治癒力」や「恒常性」といって、人が本来持って生まれてきている「自ら治ろうとする、身体がもともと持っている力」「いつも同じ健康状態を保とうとする力」が働いているからです。東洋医学はそれらを助け、後押しし、応援してくれます。

東洋医学に少し興味がわいてきましたか？　ではもう少し深くみていきましょう。

五臓六腑《ごぞうろっぷ》ってなあに？

東洋医学では「五行《ごぎょう》」という考え方のもと、「五臓六腑《ごぞうろっぷ》」という言葉をよく使います。

五行とは、人が生きていくために欠かせない自然界の「木」「火」「土」「金」「水」の五つの物質のことで、それぞれが影響し合って環境が保たれ、生きていくことができるという考え方です。人体も自然の一部と考える東洋医学では、体内にある11個の臓腑をこの5つの物質に当てはめ「五臓六腑」と呼んでいます。

西洋医学の「臓器」と東洋医学の「臓腑《ぞうふ》」は少し役目が違いますが、似たような機能を持つものもあります。

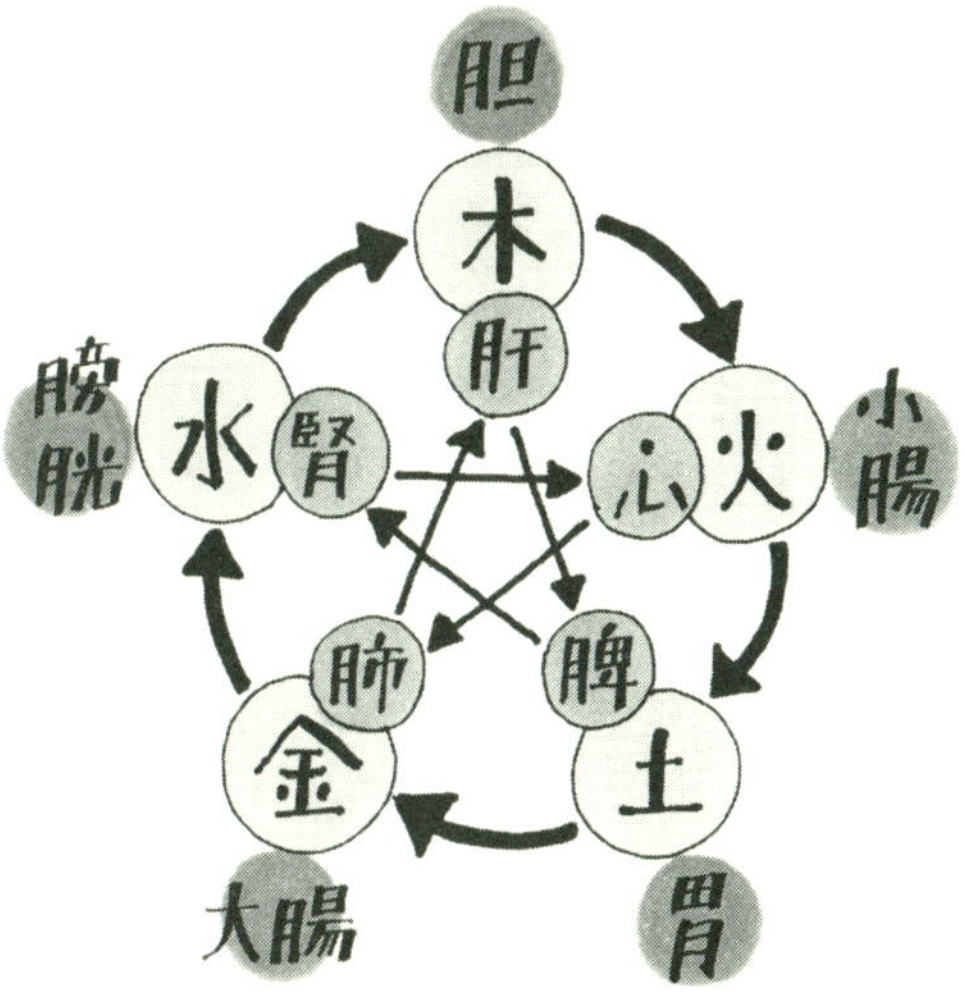

「木」は肝と胆に、「火」は心と小腸に、「土」は脾と胃に、「金」は肺と大腸に、「水」は腎と膀胱に、そしてそれに三焦（人体の水分全体に関わる臓腑）を加えて当てはめます。
さらに、五臓六腑の「気」が通る線路を「経絡《けいらく》」と呼んでいます。その線路上にある「駅」がみなさんよくご存知の「ツボ」です。ツボを押すと気持ちがよいですね。「元気」という「気」の「持ちがよく」なるのです。

また、「木」は燃えると「火」となり、「火」が燃え尽きると灰となり「土」に帰ります。「土」は集まって山となり、鉱山からは「金」が生み出され、「金」はとけると液体「水」となる…という流れを先程の臓腑に当てはめて、「肝・胆」（ストレスと関わる臓腑）が病むと心である「心・小腸」を病み、「心・小腸」を病むとあまり物が食べられなくなり「脾・胃」を病みます。「脾・胃」を病むと体力がなくなり、風邪などの外邪を受けやすくなり「肺・大腸」を病みます。「肺・大腸」を病むと「腎・膀胱」にも影響が出てきます。「腎・膀胱」が影響を受けると、身体の水分調整ができなくなり「三焦」も病みます。そうやって身体はみんな影響しあってつながっているのです。

気《き》・血《けつ》・水《すい》ってなあに？

では「気」とはなんでしょうか。

人は生きていくために必要な最低限のもの（たとえば、水、塩分、空気、食物など）を、すべて自然から得ています。

自然の中では、川や海の水はいつも流れていて腐らず、水溜りのように流れが滞ると、そこに有害物質が増え、水はたちまち腐ってしまいます。水が腐ると廻りの植物は枯れ、動物は病気になったり死んでしまったり、生態系が崩れて環境が変わってしまいます。

前で紹介したように、東洋医学では人体も自然の一部と考えるのですから、リンパ液や血液がきちんと流れ、尿がきちんと出ていれば、健康に過ごすことができます。逆に、血液がドロドロになったり、血管の壁の弾力がなくなったり、尿の流れが滞ったりすると、

気・血・水

陰陽の「気」のバランスを「養生」によって整え、「血」や「水」をいつも滞りなく巡らせることができれば、人はずっと健康でいられる

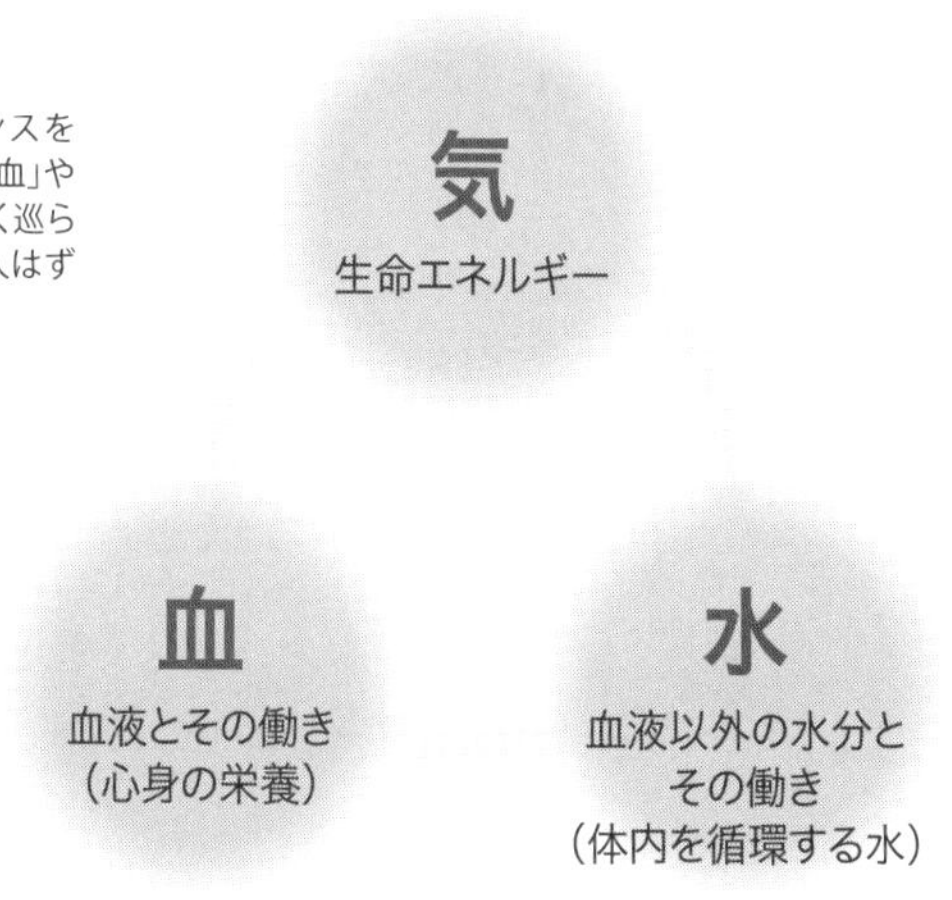

身体の健康に支障が出てきます。自然界とまったく同じですね。

東洋医学では血液のことを「血《けつ》」といいます。身体の各部位に栄養を運んだり、全身を流れて身体を温めていることは西洋医学と同じ考え方です。血液以外の、リンパ液や尿、汗などの体内の水分全般を「水《すい》」と呼びます。それに加えて「気」の流れも重要な役割を果たします。

日本語の中では「気」にまつわる言葉がたくさんあります。気が強い、気が弱い、気が散る、気が重い、気が滅入る、気が荒い、気力がない、気持ちがよい、気持ちが悪い、元気がある、勇気を持つ、など…みなさんほかにどんな言葉を思い浮かべますか?

「気」とは、生きていくのに必要な、心や身体を動かすエネルギーのことを指します。自然にもあるエネルギーと一緒です。

東洋医学では生命の始まりは、お母さんから「陰」の気を、お父さんから「陽」の気をもらって、一人の人として生まれてくるといわれています。生まれ持った体質はこの陰陽の気のバランスで決まりますが、その後ずっと、このふたつの気はお互いに対立、協力、依存しあって存在していきます。よく、あの人は陰気だ、あの人は陽気だ、などといいますが、それはどちらか一方がより強く出ている人なのかもしれませんね。

陰陽の「気」のバランスを「養生」によって上手に整え、「血」や「水」をいつも滞りなく巡らせていることができれば、人はずっと健康でいられるのです。

補完療法の代表、アロマセラピー

補完療法の代表、アロマセラピーについてお話しましょう。

アロマセラピーは日本語にすると「芳香療法」といいます。花や葉っぱ、茎や根っこ、実や果皮に香り成分を含む植物から採れる「精油」を使い、香りを嗅いだり、お風呂に入れて浸かったり、不揮発性の植物油で薄めて身体に塗りオイルマッサージをすることで、心や身体の不調を改善していく癒しの方法です。

精油によって、香りも成分も違うため、心や身体への影響も違います。香りの好みも人それぞれなので、皆が同じ香りでリラックスできるとも限りません。自分の好きな香りを見つけることがアロマセラピーの第一歩です。

また、アロマセラピーのベースとなる考え方は、東洋医学のそれととてもよく似ています。

詳しくは後の章で紹介します。

植物を乾燥させてお茶とする、西洋発祥の「ハーブティー」は、東洋発祥の「漢方茶」と同じ意味で使用されていました。また、漢方薬を作るための各材料を「生薬《しょうやく》」といいますが、生薬と同じ植物から採れる精油もあります。同じ植物から採れるので、成分が類似するところもあり、薬ではありませんが似通った効果も期待できます。

以前アロマセラピストとして仕事をしていた心療内科で、患者さんに「一番リラックスできる好きな香りはどれですか?」とアンケートをとった結果、「オレンジ」の香りが一番人気がありました。睡眠導入剤を毎日使用しなければ眠れなかった患者さんの多くは「ラベンダー」の精油を枕元に垂らすだけで、半年後、薬の量が減ったと話していました。また、イギリスからいらした女性に「カモミール」の精油を使ってアロマトリートメントをしていたら、子どもの頃にお腹をこわすとお母さんが入れてくれたハーブティの香りがしてノスタルジーを感じる、とその頃の話を嬉しそうにしてくれました。香りは記憶とも深い関係があります。最近では認知症に役立つ精油の研究も進んできました。補完療法といえども、治療の補佐に欠かせない重要な役割を果たしています。

COLUMN ❶

自然の中でよい気をもらえる場所と、悪い気を吸収してくれる場所

季節は春。窓から見える山は新緑で、木々の柔らかい新芽を摘んでついつい塩をかけて食べたくなってしまう、そんな季節です。

私の家は南西に海、北東に小高い山が見える自然に囲まれた場所にあります。朝日が入り夕日が望めるだけでもありがたいのですが、山の上にはかわいい教会、海の前には龍神様（水の神様）の神社や鳥居が見えます。自然や神様に守られた、なんだか縁起のよさそうなところだなあ…と、ここに決めました。自分の居場所は、「気を養う＝養生する」ために、とても大事なのです。

開業している治療室には、「好きだな」と思う気持ちが入らないものは、いっさい置いていません。好きな物に囲まれて、自分の気を高めて治療を行っています。

家族で山を歩いた時に拾ったツルで編んだリース。

旅先の海で拾った貝や珊瑚。ゼリー石（ガラスの破片が波で削られ丸くなったもの）。

母にもらったアケビのツルでできたカゴ（アケビも漢方の生薬として使われる植物です）。

友人が書いてくれた素敵な絵の看板（この本の挿絵はその友人が書いてくれた絵です）。

開業祝いに父がくれたガラスのランプ。

誕生日にいただいたベネチアンガラスのミラー。

海外に1人で住んでいた時に、蚤の市でなけなしのお金を出して買った陶器のろうそく立てと、太陽と月のデコレーションがついた写真立て（このお蔭でお金がなくなり、その後一週間、安売りしていた市場のメロンしか食べられなかったという苦い思い出が）。

かわいがっていた野良猫の写真。

大好きなシャガールの「天使とイブラヒム」やマチスの「ジャズシリーズ」、フランスの中世の織物で、五感を綴ったもの「美女と一角獣」の絵など…

ベランダでは、オリーブやレモン、キッチンハーブや野菜を育てていますが、それに加えて沖縄のガジュマルの木も育てています。沖縄ではガジュマルの木にはキジムナーという妖精が宿るといわれているのです。いつかうちのガジュマルの木にキジムナーが宿ったら、宿泊してもらおうと、そのための鳥かごまで用意してあります。ちょっと夢があるでしょう？　初めての鍼灸治療は緊張するという方が多いので、自然に囲まれた私の隠れ家に遊びに来ていただくような感覚で、リラックスして治療を受けていただけるよう、工夫

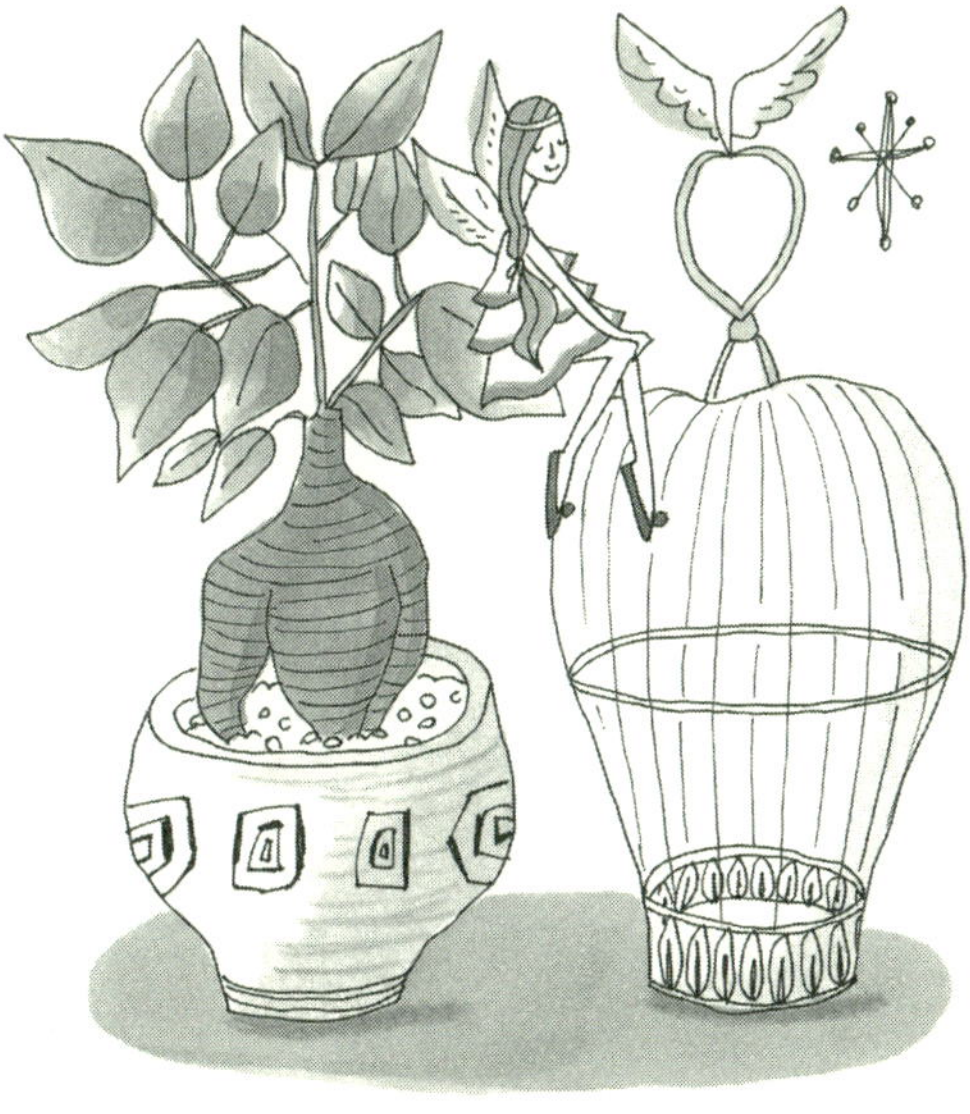

しています。

自然に守られているということは、治療家にとっても患者さんにとっても大切なことだと私は考えています。なぜなら、五感を刺激してくれるから。自然と人体は深い結びつきがあるからです。

人体を構成する五行の要素「木《もく》・火《か》・土《ど》・金《こん》・水《すい》」。

自然の中では「木《き》・火《ひ》・土《つち》・金《きん》・水《みず》」に当てはめられます。

山にある「木《き》」は東洋医学では精神を安定させ気の流れをコントロールする「肝」に当てはめられ、その肝と関わりが深いと言われる「目」にも優しいとされます。

太陽の熱である「火《ひ》」は血の循環を高めて、身体だけでなく「心」も温かくする効果があります。

食物を育てるのに重要な「土《つち》」は、東洋医学では生きていくのに大事な食にかかわる臓腑「脾・胃」に深い関わりがあります。

「金《きん》」は、排気ガスなどのない奥深い山に存在し、胸式呼吸や腹式呼吸に関わる臓腑「肺」と深い関わりがあります。

また、「水《みず》」は人体の60％を占める重要な物質ですね。

このように私たちは、自然の中で生かされているのです。

また、東洋医学では、月と太陽を陰と陽に当てはめて考えますが、日光を背中に受けることは、背中にある背兪穴《はいゆけつ》という各経絡の気が集まる場所に陽気を与えることになり、よいといわれます。多くの不定愁訴は、身体の冷えによって起こることが多いのです。

月といえば、「ブルーボトルウォーター」をご存知ですか？　満月の夜

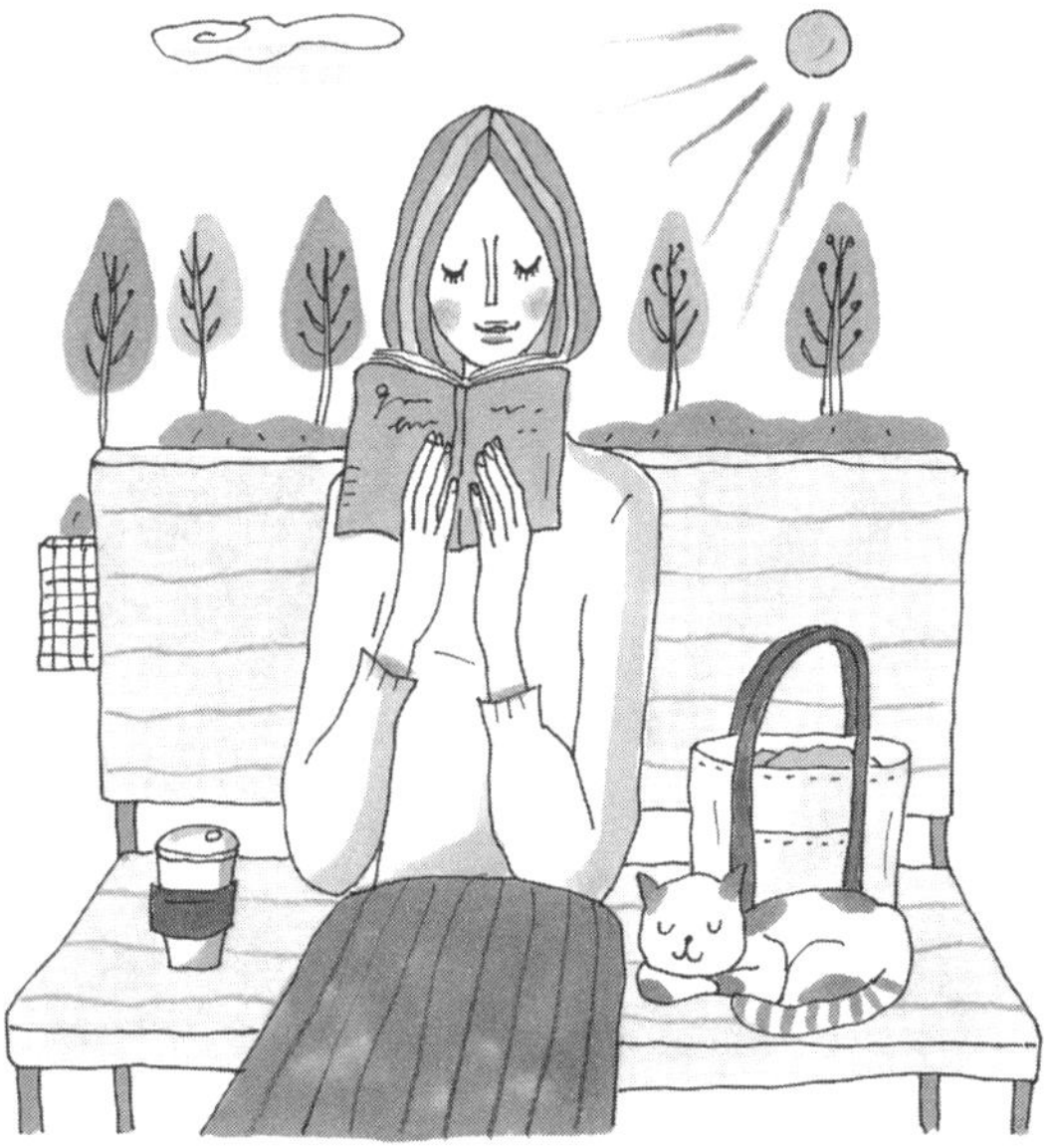

にブルーのボトルに水を入れて月の光を当てておき、次の朝にその水を飲むと、よいエネルギーを得られるというものです（最近ではブルーソーラーウォーターという太陽の光を当てるという話もあるそうです）。真相はわかりませんが、自然の力を借りたゲン担ぎ、何だか神秘的ですね。

また、熱を持った砂や、香りのよい花は、心の安定によいともいわれます。

海で悪い気を流し去り、山からよい気を得る…自然は私たちにとって何より大切な薬となるのです。

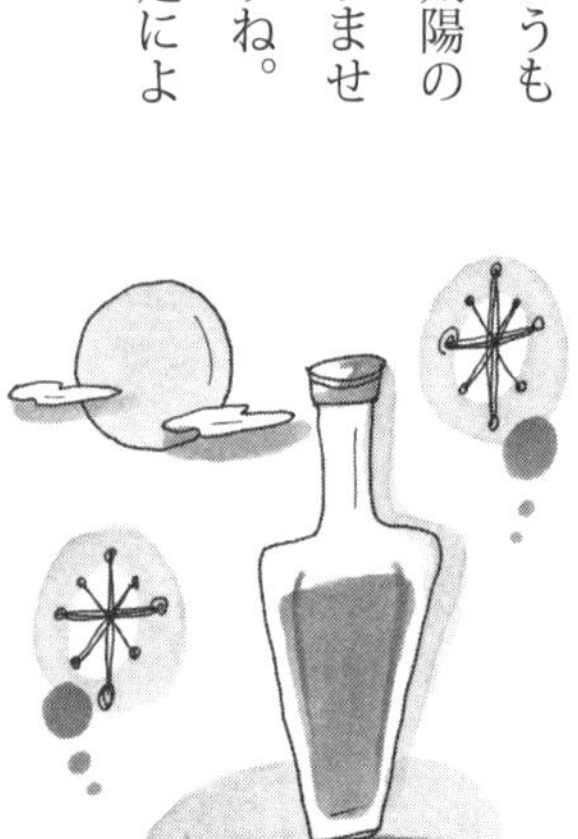

第❷章

東洋医学的な考え方で身体の声を聞いてみよう

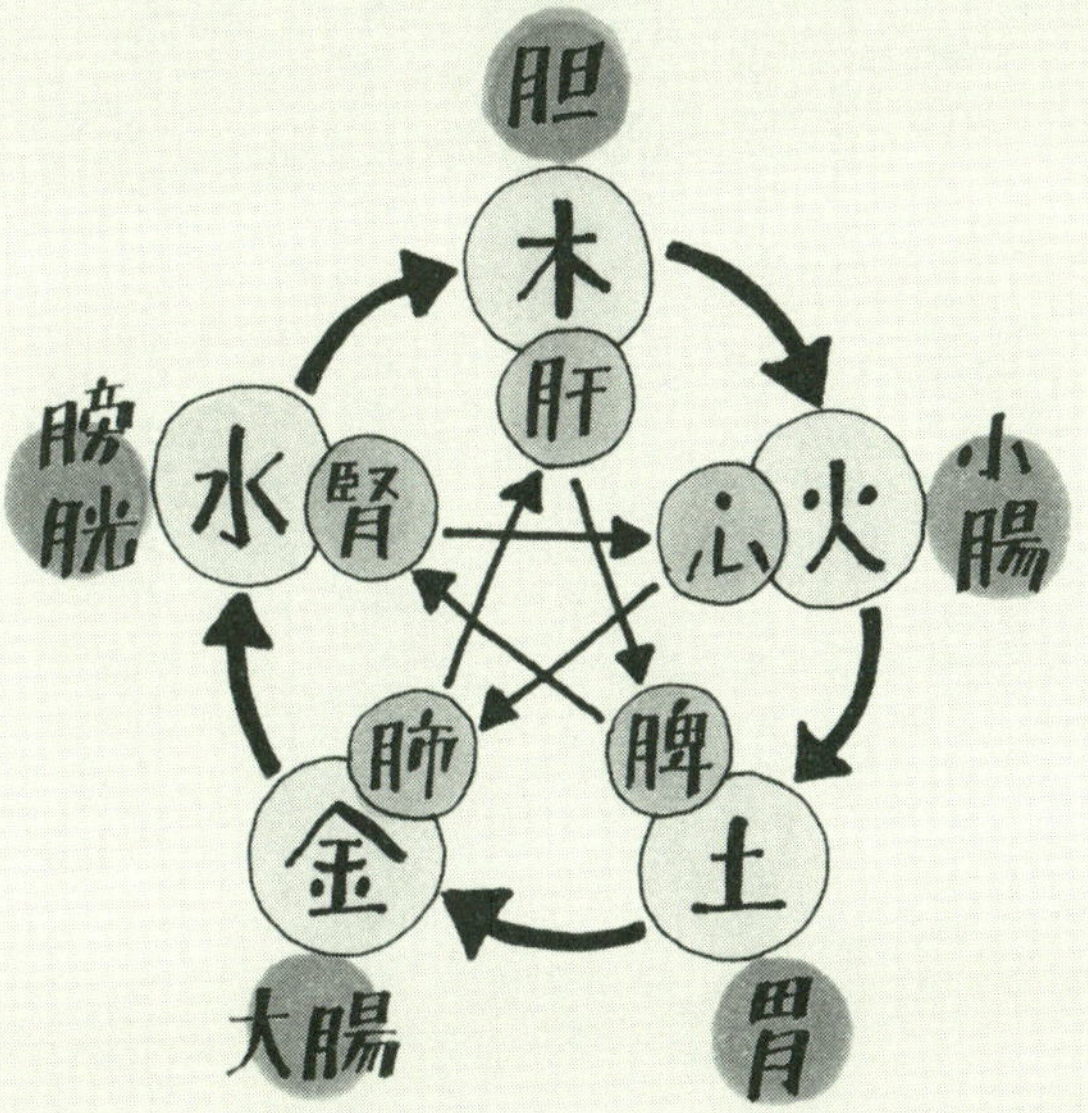

今の自分の体質を知ろう！　あなたはどのタイプ？

前章で、人はお母さんから陰の気を、お父さんから陽の気を受け継いで生まれてきたこと、そしてその陰陽の気のバランスにより、生まれ持った体質のタイプがあることがわかりましたね。

まだ東洋医学がよくわからないという方も、難しく考えなくて大丈夫。何度も読んでゆっくり理解してください。まずはイメージしやすいよう、西洋医学に当てはめて考えてみるのもよいでしょう。お母さんとお父さんから半分ずつもらったＤＮＡが１つに組み合わさってできた新しい遺伝情報、それが生まれ持った体質タイプ…と考えると想像しやすいかもしれません。その生まれ持った体質タイプに加え、食養生、動養生、静養生など、今までの養生の仕方で、今現在の体質が決まってくるのです。

では、ご紹介するそれぞれのタイプの特徴を見ながら、今現在の自分の体質をチェックしてみましょう。

❶元気不足タイプ（気虚《ききょ》）
❷血液不足タイプ（血虚《けっきょ》）
❸水分不足タイプ（陰虚《いんきょ》）
❹冷え冷えタイプ（陽虚《ようきょ》）
❺血行不良タイプ（瘀血《おけつ》）
❻気詰まりタイプ（気滞《きたい》）
❼代謝不良タイプ（水滞《すいたい》）

ひとつのタイプに限局している人もいれば、いくつかのタイプが混合している人もいます。また、もともとの体質タイプが季節や養生から影響を受けて、四季折々に表面に出てくる症状も変わります。全部の特徴が当てはまらなくても、一番辛いと思っている症状がどのタイプに当てはまるか、どれが一番今の自分の状態に近いかを見極めて自分自身を分析することが大事です。

いつもこの本を手元に置いていただき、思い立った時に度々、チェックをしてみてください。自分のみならず、家族が、大切な人が…いつまでも一緒に、ずっと元気でいられますように。

❶
元気不足タイプ【気虚《ききょ》】

元気が不足していることを、「気虚《ききょ》」といいます。心と身体を動かすエネルギーが不足しているのです。

身体は疲れやすくて重だるく、思ったように力が出ません。免疫力が弱いため風邪をひきやすく、一度ひくとなかなか治りません。また、暑いと感じていない時でも、じわっと汗をかきます。胃腸の弱い人も多いでしょう。ドキドキ感やめまい、立ちくらみのある人もいます。

メンタル面では、あれこれ考えすぎて思い悩んだり、やる気が出ず落ち込んで、何となく無気力になる人もいます。

西洋医学的診断の自律神経失調の状態は、東洋医学の分類だと主に、この元気不足タイプ（気虚《ききょ》）や後述の気詰まりタイプ（気滞《きたい》）の分類に入ります。

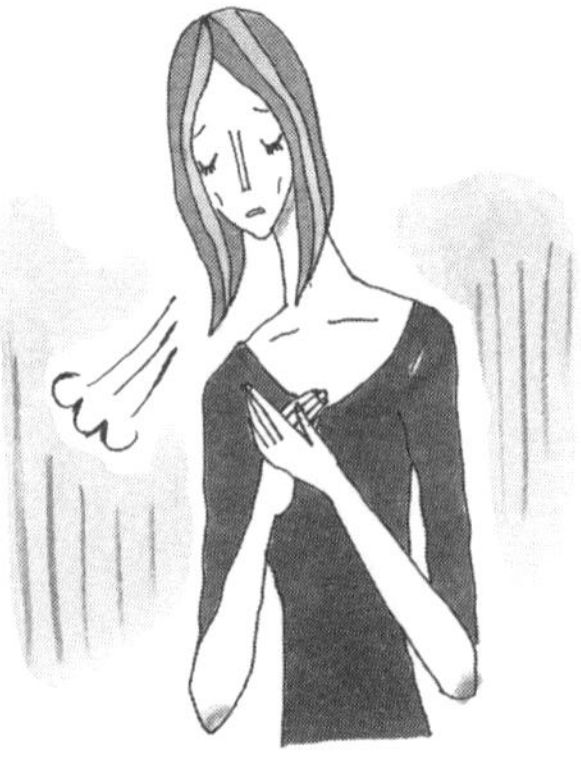

【身体の特徴】
易疲労、力が出ない、
免疫力の低下、胃腸が弱い、めまい

【メンタルの特徴】
無気力、落ち込みやすい、
ネガティブ思考

❷ 血液不足タイプ【血虚《けっきょ》】

血が不足していることを、「血虚《けっきょ》」といいます。身体を温めたり全身に栄養を運ぶための血液が、不足しているのです。

栄養が身体全体に行き渡らないため、胃腸が弱く、髪の毛や爪、目、肌のトラブルが起きやすいのも特徴です。筋肉に届く血も少ないため、冷えて脚がつりやすく、手足がしびれたり、生理不順などの婦人科系の症状が出る人もいます。冬は足の裏がカサカサになることも。

メンタル面では、夢を見ることが多く、不眠や不安感が出る人もいます。

西洋医学的診断のアトピー性皮膚炎も、東洋医学の分類だとこの血液不足タイプ（血虚《けっきょ》）に入ります。

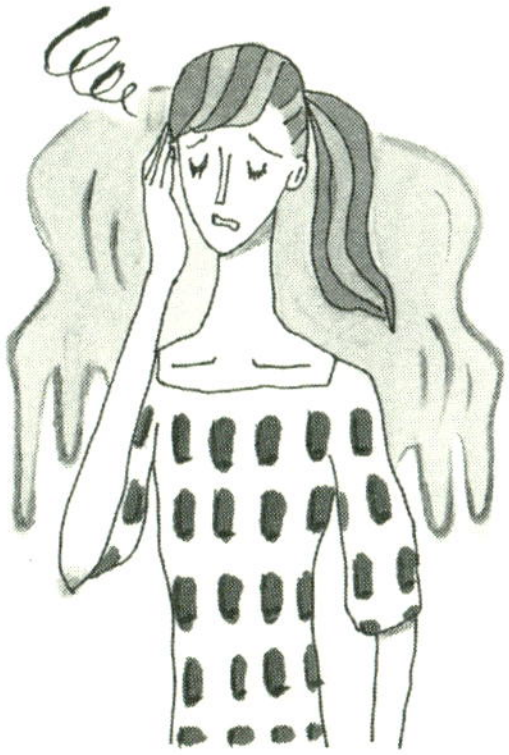

【身体の特徴】
脚がつる、手足がしびれる、
生理不順、めまい、
髪・爪・目・肌のトラブル

【メンタルの特徴】
多夢、不眠、不安感

❸
水分不足タイプ【陰虚《いんきょ》】

血液以外の体内の水分（体液）が不足していることを、「陰虚《いんきょ》」といいます。

手足または顔はほてるので、身体の水分が蒸発してしまい、全体的に潤い不足になります。口や喉は渇き、空咳が出たり、肌は乾燥し、腸内の水分も減るために便秘になり、尿の量も減る…など体内カラカラ状態。部分的に熱感があるので、元気なつもりでつい無理をすることも。

夜には顔や手足に熱感が出るので、布団から足だけ出して寝てしまい、朝には冷えてしまうことも！　寝汗をかきやすいことも特徴のひとつです。

メンタル面では心が乾いてイライラしたり、何となく落ち着かない気分になる人もいます。

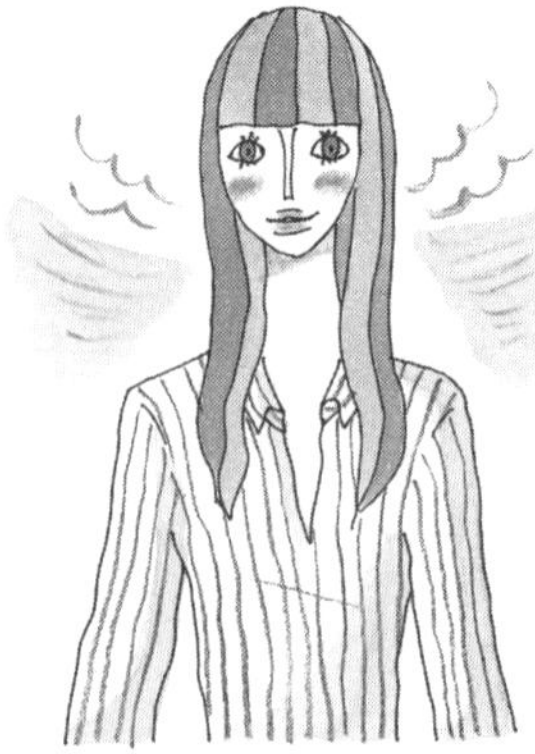

【身体の特徴】
ほてり、口や喉の渇き、乾燥肌、便秘、尿量減少、寝汗

【メンタルの特徴】
カラ元気、イライラ、落ち着きがない

❹ 冷え冷えタイプ【陽虚《ようきょ》】

身体を温めるパワー自体が不足していることを、「陽虚《ようきょ》」といいます。陽虚は血の不足で身体を温められないのではなく、陽の気が足りなくて身体が芯から冷えている状態です。

この冷えは、体温を保つ命の源「気血水の流れ」や、身体の成長、発育、成熟、生殖活動、老化に関わる臓「腎《じん》」の力不足からくるもので、冷房が苦手でとにかく寒がり。特に足腰に冷えや痛みが出たり、しもやけができたり、お腹や腰がきゅーっと痛くなったり、身体が冷えると症状はさらに悪化します。むくみやすく汗をかきにくいのも特徴です。

メンタル面では、冷えによる不眠や無気力、声に力がないのも特徴です。

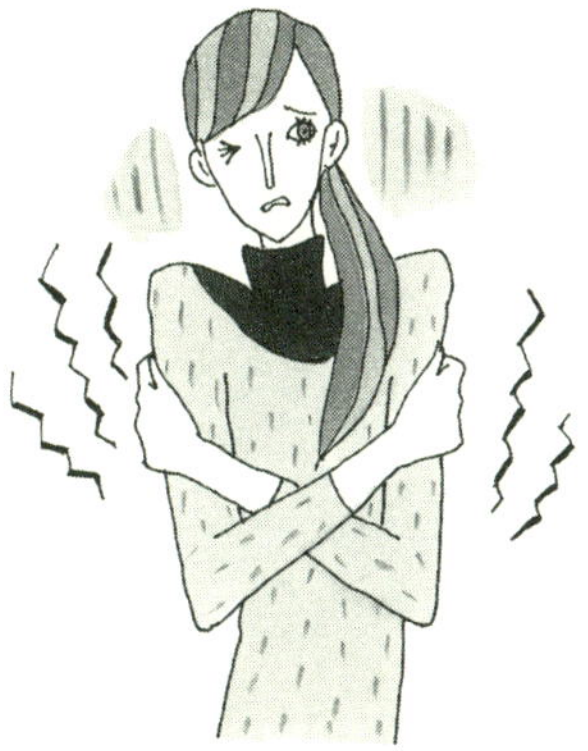

【身体の特徴】
極度な冷え、寒がり、
お腹や腰の痛み、むくみ、
汗をかきにくい、頭痛

【メンタルの特徴】
元気が出ない、不眠、
声に力がない

❺
血行不良タイプ【瘀血《おけつ》】

汚れた血がスムーズに流れなくなり、循環が悪くなる血行不良のことを、「瘀血《おけつ》」といいます。首肩の凝りや頭痛、背中の痛み、生理痛など、凝りや痛みの症状が出やすく、紫色の細い糸ミミズのような毛細血管（東洋医学では「細絡《さいらく》」という）が背中や脚に浮き出ていたり、西洋医学的診断の子宮筋腫や卵巣嚢腫、静脈瘤も、東洋医学の分類だと血行不良タイプ（瘀血《おけつ》）に入ります。

メンタル面では、次の気詰まりタイプ（気滞）と似通い、怒りっぽくなったりイライラしたり、すっきりせずに気持ちが不安定になることも。次の気詰まりタイプ（気滞《きたい》）からこの血行不良タイプ（瘀血《おけつ》）に移行する人もいるので、気詰まりタイプと似た症状が出ることもあります。

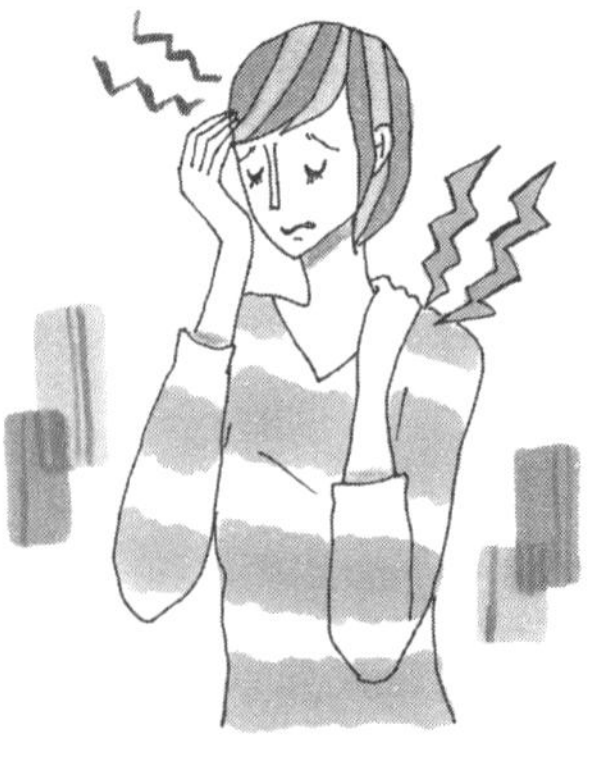

【身体の特徴】
首・肩の凝り、頭痛、生理痛、
血管が浮き出ている

【メンタルの特徴】
怒りっぽい、イライラ、不安定

❻
気詰まりタイプ【気滞《きたい》】

気が滞り、気の巡りが悪くなることを、「気滞《きたい》」といいます。

胸がつかえた感じや、脇腹、みぞおちが苦しく張った感じ、首肩の凝りや頭痛の症状が出ます。気がうまく流れず途中で詰まっているので、ゲップやため息が多く、生理中にはお腹や胸が張るのも特徴です。

メンタル面ではストレスを多く感じ、怒りっぽくなったり、イライラしたり、気持ちが不安定な状態になり、よく眠れないという人もいます。

西洋医学的診断の自律神経失調の状態は、東洋医学の分類だと主に、この気詰まりタイプ（気滞《きたい》）や元気不足タイプ（気虚《ききょ》）の分類に入ります。

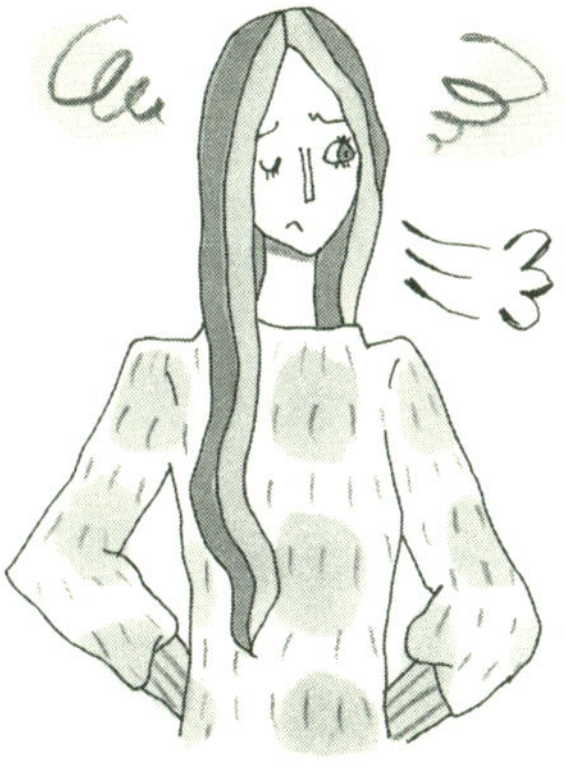

【身体の特徴】
胸のつかえ、
脇腹やみぞおちの痛みや張り、
首・肩の凝り、頭痛、ゲップ、ため息

【メンタルの特徴】
ストレスフル、怒りっぽい、イライラ、
不安定、不眠

❼

代謝不良タイプ【水滞《すいたい》】

身体の血以外の水分がスムーズに流れず滞り、新陳代謝が悪いことを、「水滞《すいたい》」といいます。

上手に汗をかけず、腸が水分をうまく吸収できないため下痢気味、尿もしっかり出ず量が少なく、脚のだるさやむくみ、頭痛、耳鳴り、めまいが出やすいのも特徴です。水分の滞りのせいで身体の重だるさや冷えもあり、消化が悪くなったり、膝が痛くなったり、雨の日に体調を崩しやすい人が多いのも特徴のひとつです。

メンタル面では、何事も考えすぎてしまい、思い煩い落ち込みやすくなることがあります。

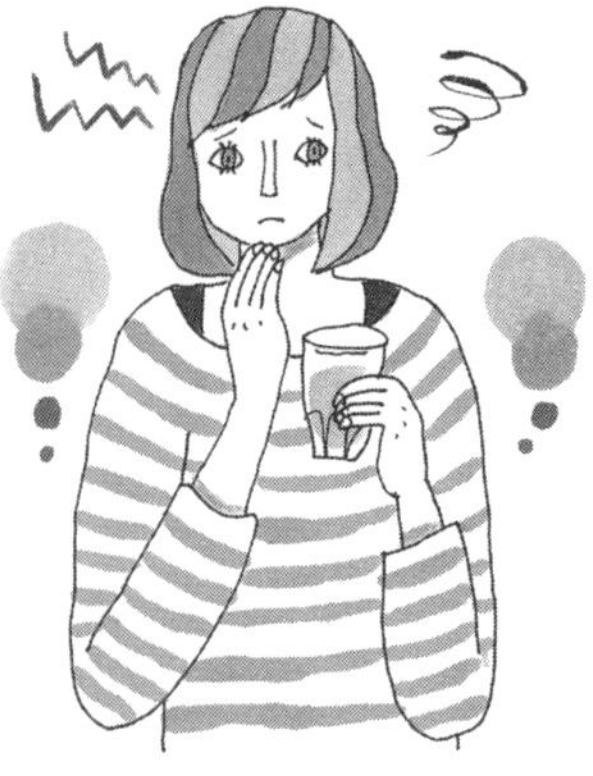

【身体の特徴】

むくみ、脚がだるい、汗をかきにくい、下痢、耳鳴り、頭痛、めまい、消化不良、冷え、膝痛

【メンタルの特徴】

考えすぎる、落ち込みやすい、不安感

身体の中のどこがどうなった？ 身体の声を聞いてみよう

今現在の自分の体質タイプが見つかりましたか？　身体の中のどこがどうなって今の症状が出ているのか、わかっていただけたと思います。

どの体質タイプにも当てはまらないという人は、今は問題となる大きな不調が出ていないのだと思います。生まれ持った体質に合う養生をしているので、不調が出にくいのです。逆に、いくつもの体質タイプに当てはまるという人は、混合型で調整に少し手間がかかるかもしれません。でも大丈夫。焦らずゆるゆると調子を整えていきましょう。

また、それぞれの体質の特徴の中でも、これは当てはまるけどこれは当てはまらないということが出てくると思います。それは、もともと生まれ持った体質に、自分なりの養生の仕方で、ある程度の調整を自然に行ってきているから。今後は今の状態をしっかり把握し、無理のないように、ゆっくりほっこり自分に合った養生を見直し、不調を改善していきましょう。

身体は、自分が食べた物でできているといわれますが、東洋医学でも「水穀《すいこく》の精微《せいび》」といって、水分や穀物などの「食」で、体内物質である「気・血・水」の不足を補い、余分を捨て、命の源である陰陽の気のバランスをとることができる、といわれています。家族で朝食を摂る時、職場の仲間とお昼を食べる時、友達と夕食に行く時に、「今から水穀の精微で食養生しま〜す」なんて言うことができれば、あなたも立派な東洋医学ツウです！

気候や季節の変化でよく出てくる心と身体の不調

患者さんを診ていると「今日はこれから雨が降りますよ。だって膝が特に痛いもの」と言われることがあります。そして必ずといってよい程、雨が降ります。これは、代謝不良タイプ（水滞）の人の膝の痛みが、雨が降る前の湿った空気（東洋医学ではこれを湿邪《しつじゃ》という）を受けて、さらに悪化していることを表しています。ただでさえ体内の水分が滞って代謝できないのに、さらに外部からも湿気を受けるのですから、身体への影響は顕著です。

また、西洋医学的診断で「自律神経失調ですね」と言われた患者さんが、季節の変わり目に必ずといってよい程、心や身体の不調を訴えます。これは元気不足タイプ（気虚）や気詰まりタイプ（気滞）の人が、ただでさえ体内の気が不足したり滞ってうまく流れていない状態なので、気候の変化＝気の移り変わりについていけず、体調を崩すのです。

春の陽気に誘われて…などという言葉があるように、春は「陽の気」がだんだん盛んになってくる季節。水分不足タイプ（陰虚）の人が、陽気に誘われすぎると、もともと陰の気が少ない水分不足の状態なのに、さらに陽の気が盛んになってバランスが保てなくなります。温かい気は体内でも上の方にのぼりやすいため、気が逆上し、カッカしてイライラしたり怒りっぽくなるといわれます。

嗜好や環境によってよく出てくる心と身体の不調

私の治療院は海の近くにあるため、サーフィンやヨットなど、海のスポーツをやっている人が多く訪ねてこられます。そんななか、冷え冷えタイプ（陽虚）なのにサーフィンを趣味にしていて冬でも休みの日は1日中海に入ります、という方の話を聞くと、体質に合わないのにな あ…と思うこともしばしば。

Aさんは、検査ではどこも異常がなかったのに、慢性の冷えや手足のしびれ、風邪のひきやすさ、腰の痛み、ひどい生理痛に悩まされていました。身体を温めるパワー自体が不足している、冷え冷えタイプ（陽虚）です。サーフィンはこの人にとっての楽しみで「動養生」になるため、続けていただきながら、冷え冷えタイプを改善する鍼治療以外にも、食養生で身体を温める食材をとったり、お灸のセルフケアをおすすめしました。お灸に関しては後の章でまたお話しますが、ただ温めるというだけではない、知る人ぞ知る驚くべき効果があるのです。

また、新しく近所に引っ越してきたBさんは、もともとが元気不足タイプ（気虚）なのに、引っ越しで多大な体力を使った上に、新しく知り合った人たちに「気」を使い過ぎて消耗してしまいました。あれこれ思い悩んで、食欲まで落ちて、人に会うのもいやになってしまったのです。

この人にはゆっくりほっこりした「静養生」が合っているようなので、気を補う治療に、「ツボ」を意識したアロマセラピーのオイルマッサージを行いました。そして家ではアロマバス、「食養生」をおすすめしました（ツボやアロマバスについては後の章でまた説明します）。今ではゆるりと行うヨガの教室に通い、近所の友人も増え、楽しく自分のペースで生活していらっしゃいます。

各タイプの不調と関係のある五臓と、身体の部分

前章で、東洋医学では、「肝と胆」「心と小腸」「脾と胃」「肺と大腸」「腎と膀胱」そして「三焦」（人体の水分全体に関わる臓腑）を「五臓六腑《ごぞうろっぷ》」と呼ぶというお話をしました。その中の「肝《かん》」「心《しん》」「脾《ひ》」「肺《はい》」「腎《じん》」を「五臓《ごぞう》」と呼びます。

ここでは、各体質タイプの不調が、主にどの五臓と関連があり、身体のどの部分に影響を及ぼすのかを見ていきます。

不調に陥りやすい臓	肝	心	脾	肺	腎
元気不足タイプ（気虚）		△	△	△	△
血液不足タイプ（血虚）	△	△	△	△	△
水分不足タイプ（陰虚）	△		△	△	△
冷え冷えタイプ（陽虚）		△	△	△	△
血行不良タイプ（瘀血）	△	△	△		△
気詰まりタイプ（気滞）	△	△			
代謝不良タイプ（水滞）			△	△	△

【肝《かん》】

肝は、目の充血や目の下のクマ、シミ、眼精疲労、ドライアイ、そして、首肩や上半身の筋肉の凝り、頭痛、ふくらはぎがつる、爪に縦の線が入るなど、「目」「筋」「爪」と関連があります。

また「ストレス」とも深いかかわりがあるので、肝を病むとストレスにより症状が悪化することも。メンタル面では怒りっぽくイライラしたり、落ち着きがなくなる人もいます。血を蓄える働きもしているので、女性の生理活動にも関わります。

【心《しん》】

心は西洋医学と同じく、血管（東洋医学では「血脈《けつみゃく》」という）を通じて全身に血を送る役割を果たしています。血脈の状態は蒼白や紅赤となって「顔色」に現れます。

また「舌」とも関連があるため、心を病むと舌の先が赤くなったり、味覚の異常や舌のもつれなどが出ます。メンタル面では心は精神の中枢であり、不安や不眠、動悸や胸苦しさ、物忘れが出る人もいます。

【脾《ひ》】

脾は西洋医学の脾臓とは役割が違い、東洋医学では飲食物の水分や栄養を身体に振り分け、主に「消化」に関わる役割をしています。

脾の状態は「口唇《こうしん》」に現れるため、西洋医学でも「消化」に関わる胃の調子が悪いと口唇の端にできものができる人がいますね。また、脾は血の調節も行っているので、女性の生理活動の不調には特に欠かせない臓です。

脾を病むと、食欲が落ちて消化不良になったり、むくみが出たり、下痢や内出血が起きやすくなります。

【肺《はい》】

肺は呼吸や血の循環を調節するほか、身体の「気《き》」や「水《すい》」を呼吸により外に排出したり、体内の必要な部分に送ったり、流れを整えたり、時にはその気で身体を外邪（寒さや暑さ、湿気や乾燥、そして病気の原因となる物質）から守ったりしています。また、肺は「鼻」の状態とも関連があります。

肺を病むと、鼻づまりや嗅覚の異常、咳や呼吸困難、さらには風邪をひきやすくなったり疲れやすくなったりと、身体の抵抗力が落ちます。

【腎《じん》】

腎は、成長発育や妊娠、老化（東洋医学ではホルモンの働きによる成長や発育、成熟、老化を「天癸《てんき》」という）、生殖や排泄、脳の働きなど、人の一生と関わる大切な臓です。

また「骨」「歯」「耳」「髪」とも関連があります。たとえば、老化して「腎の気」が弱ると、骨がもろくなり、歯が抜け、耳が遠くなり、髪が白くなったり抜けたり、失禁や物忘れが起こる人もいます。老化でなくても腎の気が弱ると、妊娠しづらくなったり、骨や歯が弱くなったり、耳鳴りや難聴、めまいや頻尿など起こることがあります。腎の気は「臍下丹田《せいかたんでん》」と呼ばれるおへその下に蓄えられています。

「アッカンベー」と「トクトク」で毎日の健康状態を知ろう

東洋医学では、舌を見たり（舌診《ぜっしん》）、脈をとったりして（脈診《みゃくしん》）、身体の状態を診ます。毎朝、鏡の前で「アッカンベー」をして目と舌の状態を、そして手首の内側（親指側）に指を当てて「トクトク」と脈が元気に打っているかを感じとり、健康状態をチェックしましょう。きちんと診断をするには深い知識が必要ですが、下まぶたの裏の色、舌の状態、脈の打ち方は何度もチェックしているうちに毎日の違いがわかってきます。

●下まぶたの裏の色をチェック

・きれいなピンク色……健康
・白っぽい……気《き》や血《けつ》が不足して身体が冷えている
・赤い……身体に熱がこもっている

●舌の状態をチェック（舌診）

・ほどよい潤いと厚みがあり、ピンク色で、うっすら白い苔（舌苔）がある……健康
・薄く細いか、ぽってりしていて周りに歯の跡がついている……気《き》が不足している

・白っぽく、表面の苔にひびが入っていることがある……血《けつ》が不足している
・乾燥して赤みがかり、苔はないか、地図のようにところどころに苔がある……水《すい》が不足している
・舌が大きく、苔は白くて分厚い……水《すい》が滞っている
・舌が紫色……気《き》や血《けつ》が滞っている
・苔が黄色い……体に熱がこもっている
・舌が黒っぽい……異常な冷えや熱感がある
・苔が部分的に剥がれている……消化不良やうつ状態が悪化している

ちなみに、インフルエンザなど高熱が出ている時は、舌の表面が糸状の突起となりトゲトゲしています。珍しい状態なので、ぜひチェックしてみてください。

なお、舌を見る前にコーヒーや牛乳などを飲むと、色が染まり本当の舌の状態がわからないので、注意しましょう。

脈の判断はとても難しいので、最初は、毎日元気に脈を打っているかをチェックしましょう。

吸って吐いて…の一呼吸で4〜5回トクトクしているかを目安に、いつもと比べてトクトクが強いか弱いか、長いか短いか、太いか細いか、どんな体調の時にどんな脈が出ているかなど、毎日の変化をみましょう。陰と陽の気のバランスがとれ、気、血、水の状態が正常であれば、いつも同じ状態の、元気で規則正しい脈が触れます。

各タイプ別の禁止事項

・元気不足タイプ（気虚《ききょ》）……体力の使いすぎや疲労、気の使い過ぎ、食べ過ぎや冷え、環境の変化に注意しましょう。

・血液不足タイプ（血虚《けっきょ》）……元気不足タイプの禁止事項に加え、睡眠不足、夜更かしに注意しましょう。

・水分不足タイプ（陰虚《いんきょ》）……汗のかきすぎ、水分不足、咳のしすぎ、頑張りすぎに注意しましょう。

・冷え冷えタイプ（陽虚《ようきょ》）……血液不足タイプの禁止事項に加え、冬の寒さや夏の冷房、風邪、冷たい飲み物の取り過ぎに注意しましょう。腰痛持ちの人は、腰をそる運動は逆効果です。後の章で腰痛のための

「ゆる〜りゆるゆる体操」を紹介します。

・血行不良タイプ（瘀血《おけつ》）……気詰まりタイプの禁止事項に加え、足腰の冷えや過労、睡眠不足に注意しましょう。身体を強く締めつける服装も注意です。

・気詰まりタイプ（気滞《きたい》）……上半身の運動不足、ストレスやプレッシャーなどの精神的な負担に注意しましょう。首肩凝りや頭痛持ちの人は、痛みが強い時に無理に首や肩をぐるぐる回すのはやめましょう。後の章で首や肩こりのための「ゆる〜りゆるゆる体操」を紹介します。

・代謝不良タイプ（水滞《すいたい》）……水分（特に冷たいもの）の摂り過ぎや胃腸の不調、冷房に注意しましょう。

●冷え冷えタイプ（陽虚）、血行不良タイプ（瘀血）、代謝不良タイプ（水滞）の膝痛に

膝痛持ちの人は、膝の無理な曲げ伸ばしやウォーキングのし過ぎは逆効果です。急性の痛みや、何もしていないのに痛い（自発痛）、夜になるとズキズキする（夜間痛）という場合を除

き、動かし始めや立ち上がる時、階段を降りる時に痛みが出るという慢性痛の人は、朝、寝床の中で、痛みの出ない程度に軽く何度か曲げ伸ばしをしてから動くように心がけ、上手にサポーターを使って1日を過ごし、お風呂では温め、1日の終わりには寝床に入る前に湿布などで冷やしてあげましょう。

よく、「筋肉が衰えるのでサポーターはせず、痛みを我慢してでも頑張って歩かなきゃ」と言う人がいますがこれは間違い。筋肉が衰える前に痛みの症状にトドメをさしてしまうので要注意です。

出掛ける時やたくさん歩く時に、サポーターは筋肉や関節への「過度な負担を和らげてくれる役目」をするのでおすすめです。ただし1日中家にいて、寝ても座ってもずっとサポーターをしているという生活はおすすめできません。

今日はたくさん歩いてお買い物に行くからサポーター、今日は雨でずっと家にいるからサポーターはお休み、というように、相棒として上手に利用してください。

第❸章

体質別、症状別に効果のあるツボ各2選

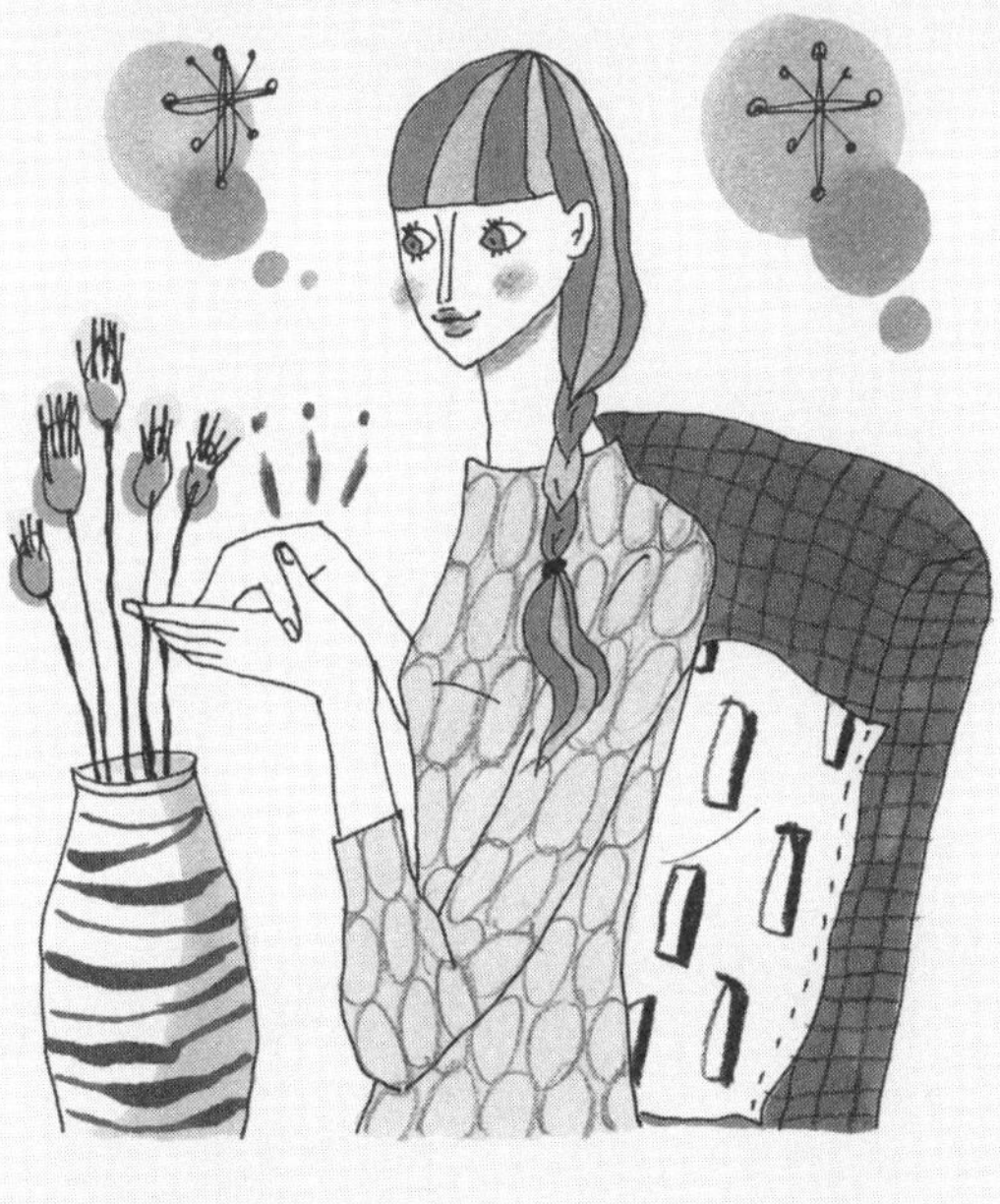

ツボ押しはなぜ身体にいいか

前の章で、五臓六腑《ごぞうろっぷ》の「気」が通る線路を「経絡《けいらく》」、そこにある駅が「ツボ」、という話をしました。ツボはＷＨＯ（世界保健機関）では全身で３６１個もあるとされています。「あまりにたくさんのツボがありすぎて覚えられず、どれが一番自分に合うのかわかりません」という話をよく聞きます。

ツボなんて怪しいなあ…と思う人は、西洋医学的にこう考えてみてはどうでしょうか。ツボは刺激が入りやすい「筋肉と筋肉の境」や「筋肉の反応点上（トリガーポイント）」、「関節や骨に沿った部分」、「神経が通るところ」に多く存在しているのです。

東洋医学を学ぶ学校では、西洋医学の基礎的な知識を学ぶことが必須科目になっています。ですから、東洋医学の国家資格を持つ医療従事者は、すべてのツボの場所や効果を把握しているだけでなく、西洋医学的にはどの神経が支配しているどの筋肉上にあり、その筋肉がどの骨や関節についていて、どの血管が通り、東洋医学的にはどの経絡上で、刺激はどこへ行き、どんな効果が出る…とわかっているのです。そして、同じような効果があるいくつかのツボの中から、その人により合うツボを選んで施術するのです。

第1章と第2章で、気・血・水の過不足や流れが、どんなふうに身体に影響をしているのかを見てきました。気・血・水がいつも過不足なく、滞りなく、きちんと身体を巡っていれば、健康でいられるのです。ツボ押しはそれらを応援してくれます。

ツボの見分け方

ツボを見分ける方法はいくつかあります。まずは軽く押してみて、痛気持ちいい感じや、心地よい感覚がありますか？「ちょっと違うかな？」と思ったら、少しずらして押してみましょう。「そこそこ！」という場所が必ず見つかります。

ツボは触った時に、でっぱっていたり、へっこんでいたりすることがあります。コリコリとしたかたまりが触れたり、色素沈着して茶色くなっていたり、うぶ毛が生えていることも…（うぶ毛は弱い部分を守るために生えているともいわれます）。触れた時に冷たく感じたり、熱をもって熱く感じることもあります。

ツボは左右対称にありますので、不調のある側だけでなく、左右両方押してバランスをとりましょう。

温める場合は、低温やけどに気をつけながら行いましょう。電子レンジで温めるホットパックや使い捨てカイロ、蒸しタオルやドライヤーのほか、湯たんぽ、温かい飲み物用のペットボトルに38〜40℃位のお湯を入れて当てたり、こんにゃくを茹でてタオルに包み当てる…など様々な方法があります（急な炎症で痛みが激しかったり、患部に腫れや熱がある場合は、温めたりツボ刺激は行わず、冷やして固定することをおすすめします）。お灸に関しては第6章で紹介します。

副作用もなく、時間やお金もかからず、簡単に好きな時に、自分でケアできるツボ押しは私達の味方。やらない手はありません。次頁から、初めてツボ押しをする人が見つけやすく、どこにいても簡単に押せるツボを、各項目2つずつ選んで紹介します。覚えるのは自分に合う2つのツボだけで構いません。しっかり覚えて、家で猫とテレビを見ながら、電車で外を眺めながら、子どもと犬の散歩に行った公園で、ご主人の夕食の帰りを待ちながら、お風呂で湯船につかって、歌でも歌いながら、ゆっくり押したり、軽く叩いたり、温めたりしてください。

体質タイプ別ツボ

❶
元気不足タイプ【気虚《ききょ》】

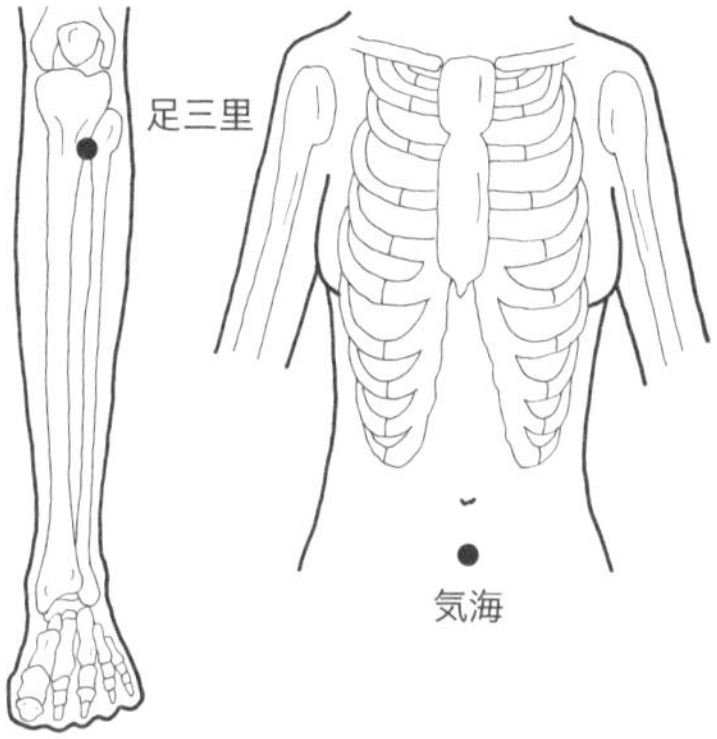

【気海《きかい》】
おへそから指２本分下

【足三里《あしさんり》】
膝のお皿の外側下のくぼみから指４本分下

❷
血液不足タイプ【血虚《けっきょ》】

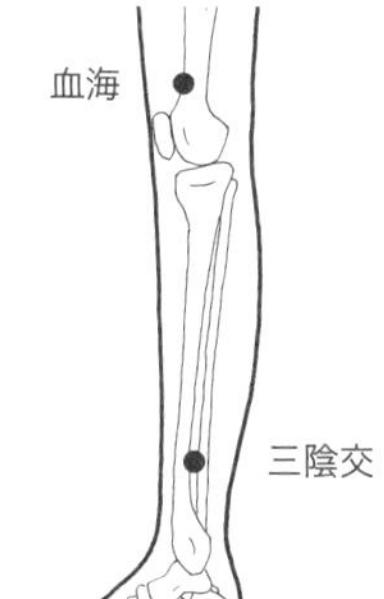

【血海《けっかい》】
膝のお皿の内側の上端から指3本分上

【三陰交《さんいんこう》】
内くるぶしから指４本分上の骨の後ろ際

❸
水分不足タイプ【陰虚《いんきょ》】

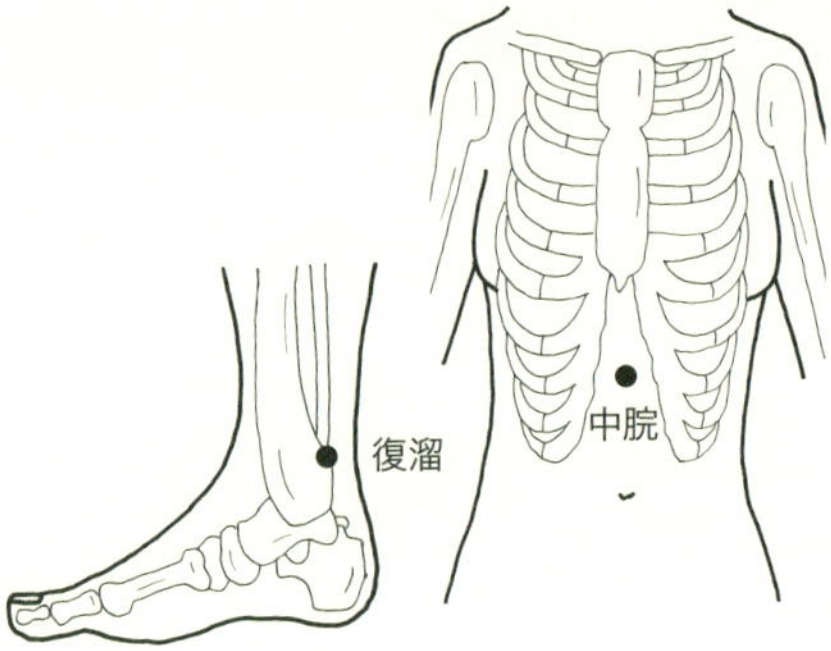

【中脘《ちゅうかん》】
おへそとみぞおちを結んだ線の真ん中

【復溜《ふくりゅう》】
内くるぶしから指3本分上の骨の後ろ際

❹
冷え冷えタイプ【陽虚《ようきょ》】

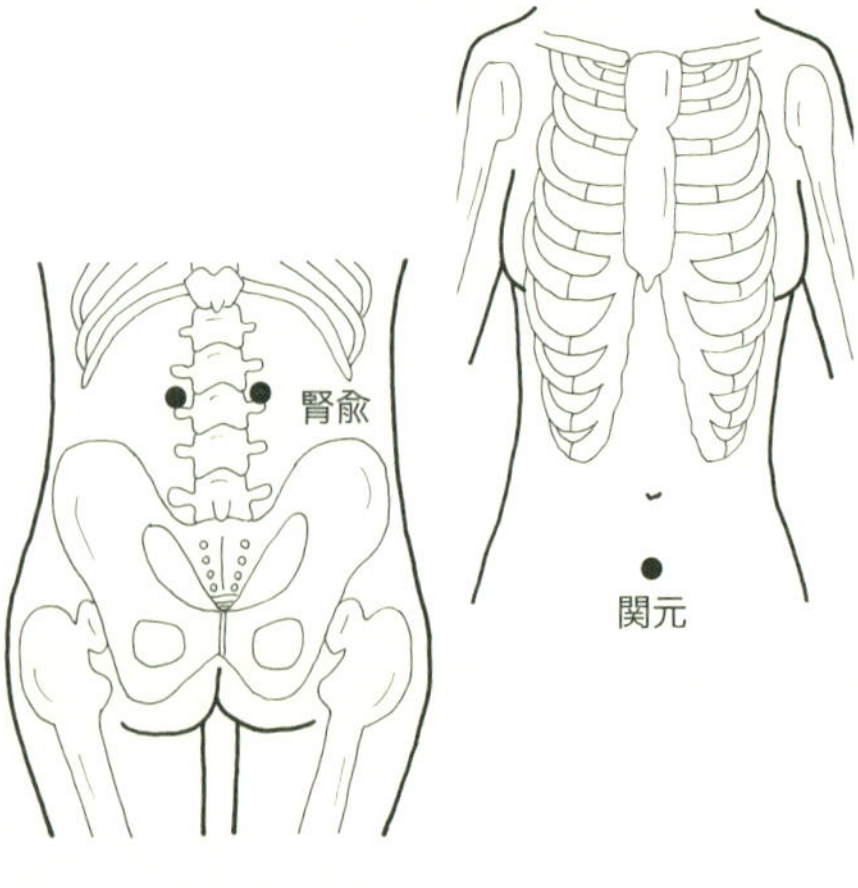

【関元《かんげん》】
おへそから指4本分下

【腎兪《じんゆ》】
腕を下げて立った時、肘が当たる高さで背骨の脇、指2本分外側（肘を曲げ、親指を後ろにして腰に手を当てた時、自然に親指が当たるところ）

❺ 血行不良タイプ【瘀血《おけつ》】

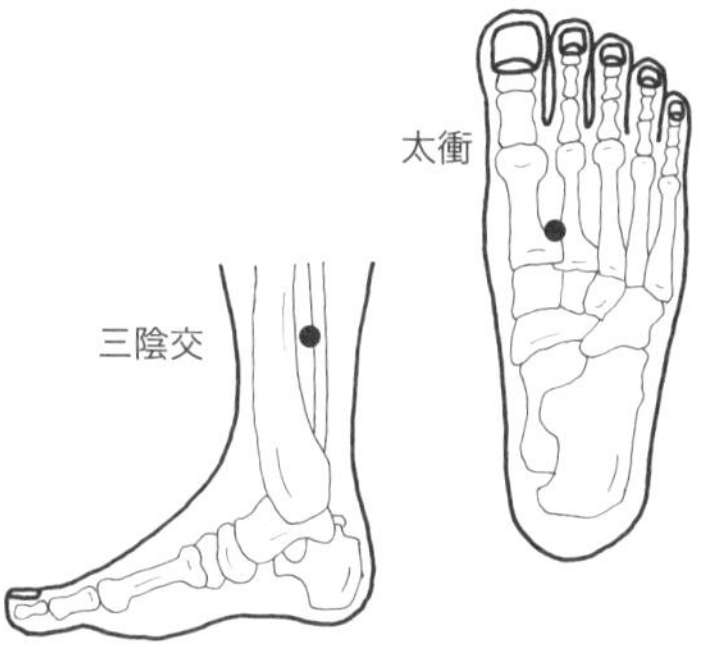

【太衝《たいしょう》】
足の親指と人差指の骨が交わる甲のくぼみ

【三陰交《さんいんこう》】
内くるぶしから指４本分上の骨の後ろ際

❻ 気詰まりタイプ【気滞《きたい》】

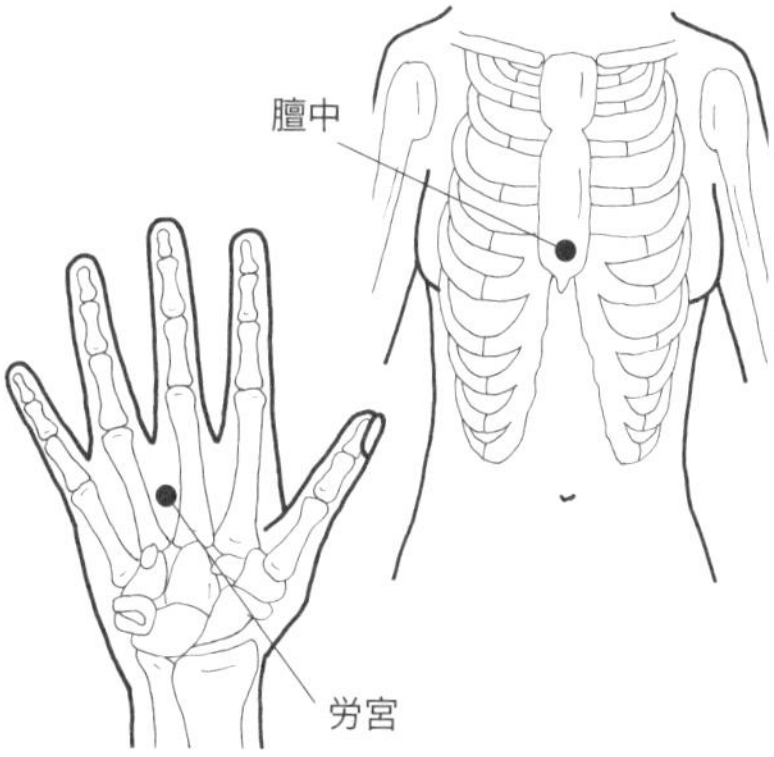

【膻中《だんちゅう》】
左右の乳頭を結んだ線の真ん中

【労宮《ろうきゅう》】
手を握った時、薬指の先端が当たるところ

❼

代謝不良タイプ【水滞《すいたい》】

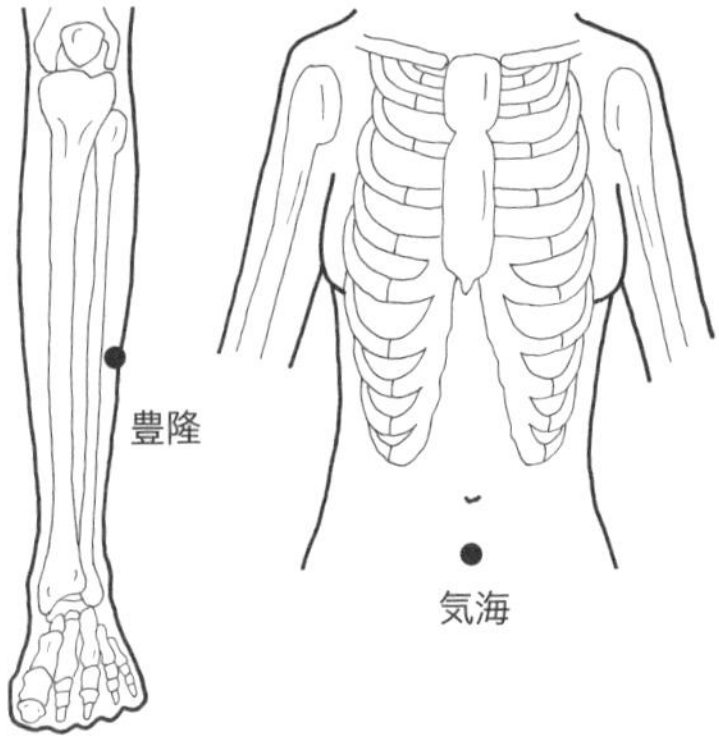

【気海《きかい》】

おへそから指2本分下

【豊隆《ほうりゅう》】

膝のお皿の外際と外くるぶしを結んだ線の真ん中

症状別ツボ

①
頭痛

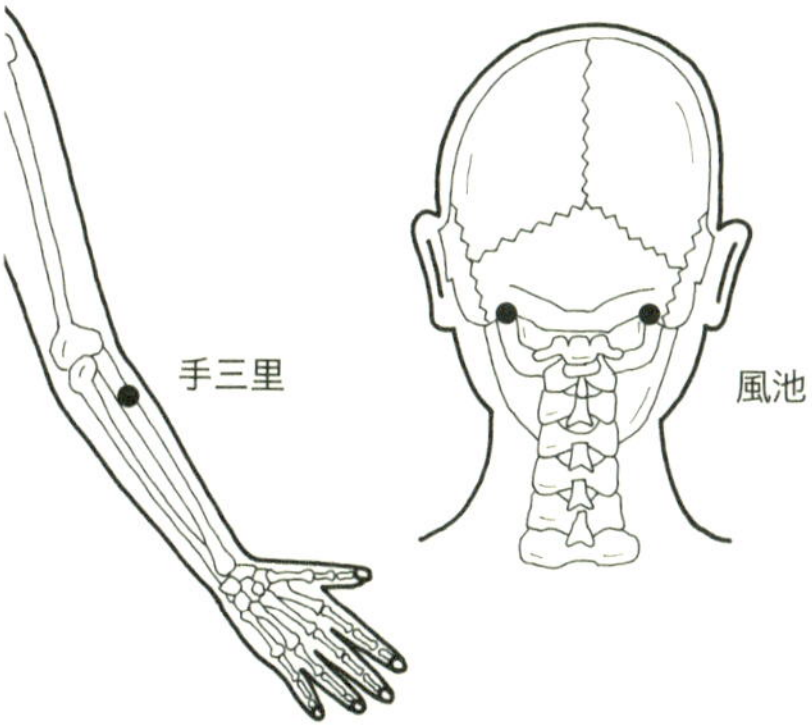

【風池《ふうち》】
首の後ろの両脇のくぼみ

【手三里《てさんり》】
肘を曲げた時にできるシワから指3本分親指側

②
目の疲れ

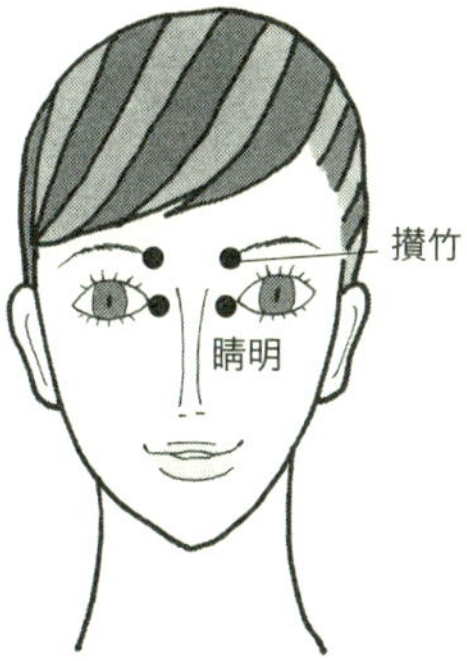

【攢竹《さんちく》】
眉毛の付け根のくぼみ（眉毛の付け根を親指と人差指で上下につまむとビリっとくる場所）

【睛明《せいめい》】
目頭のくぼみ

③
首凝り

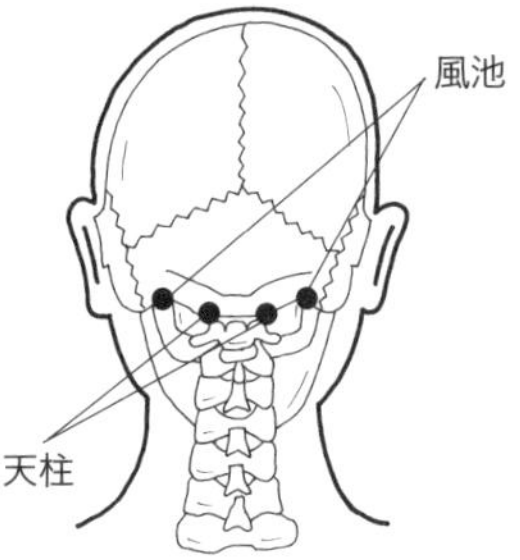

【風池《ふうち》】
首の後ろの両脇のくぼみ

【天柱《てんちゅう》】
首の真後ろのくぼみの両外側の筋肉の中

④
肩凝り

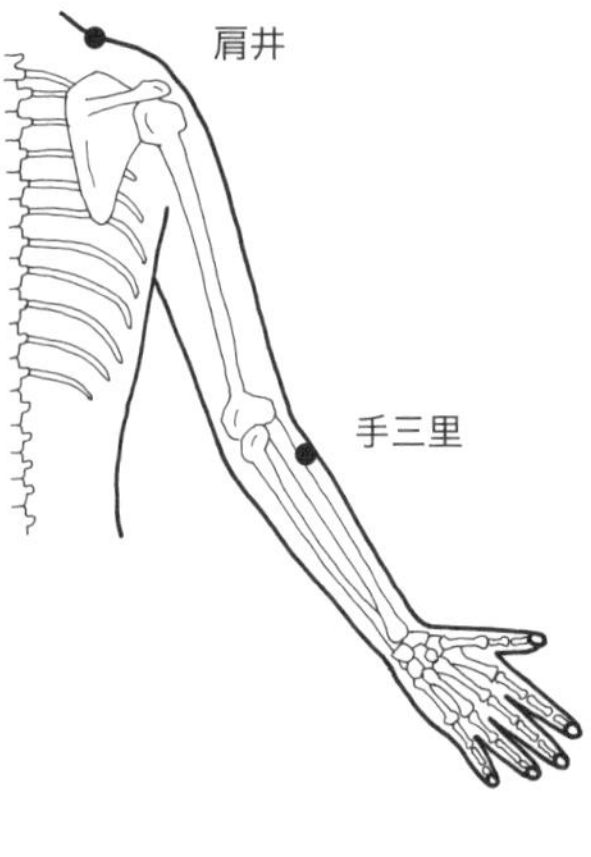

【肩井《けんせい》】
首の付け根と肩の先端を結んだ線の真ん中（肩凝ったなあ…と自分の肩に手を当てた時に中指が自然に当たるところ）

【手三里《てさんり》】
肘を曲げた時にできるシワから指3本分親指側

⑤
むくみ

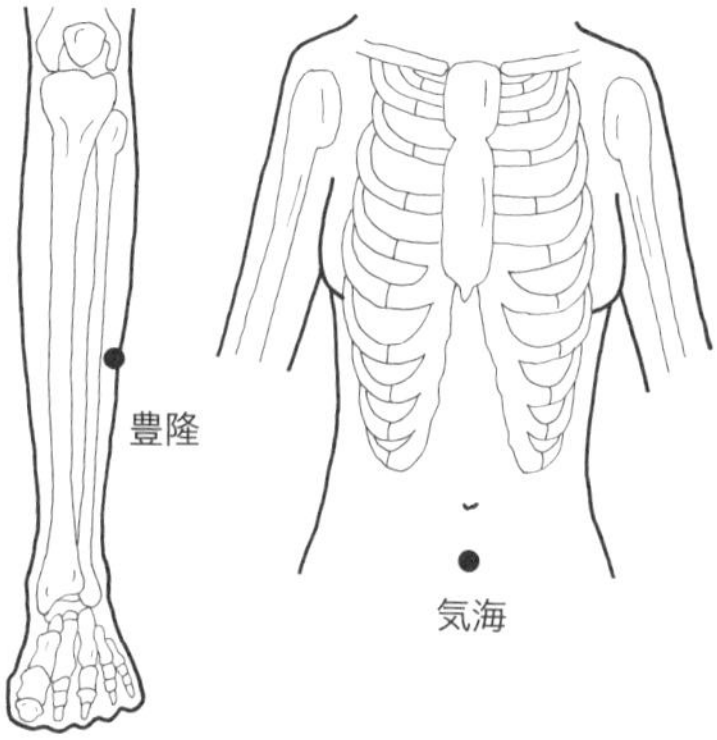

【気海《きかい》】
おへそから指２本分下

【豊隆《ほうりゅう》】
膝のお皿の外際と外くるぶしを結んだ線の真ん中

⑥
胃の不調

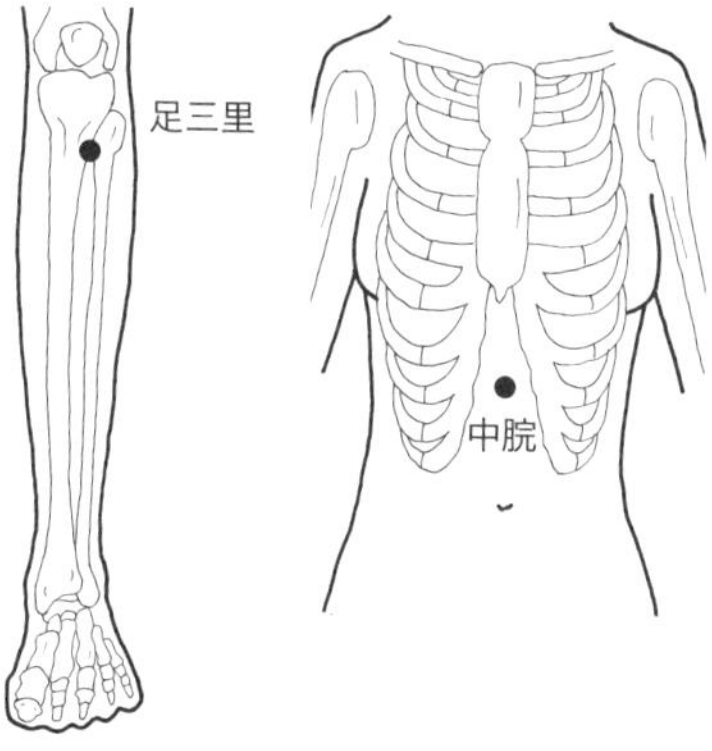

【中脘《ちゅうかん》】
おへそとみぞおちを結んだ線の真ん中

【足三里《あしさんり》】
膝のお皿の外側下のくぼみから指４本分下

⑦
乗り物酔いや吐き気

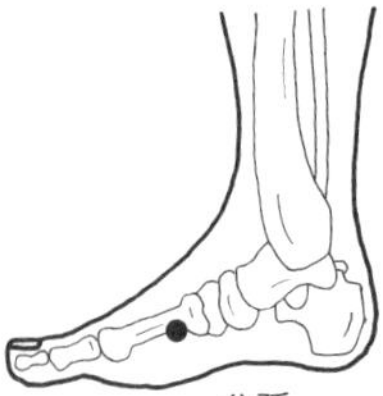

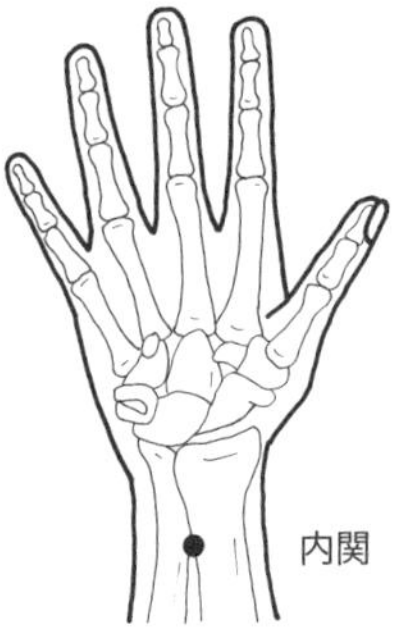

【内関《ないかん》】
手首の内側の線から指3本分上の2本のすじの間

【公孫《こうそん》】
足の土踏まずの内側の丸い大きな骨から指2本分足首側の骨の際

⑧
下痢

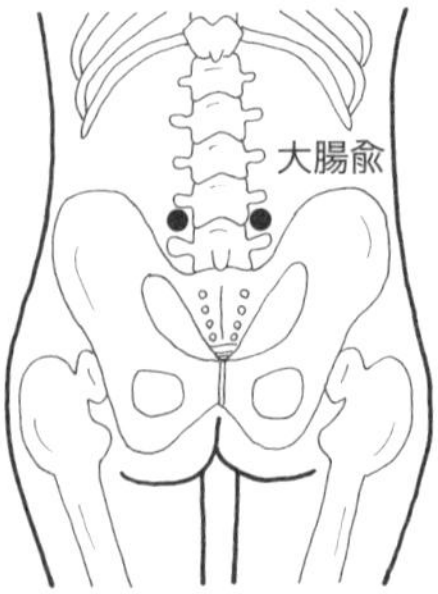

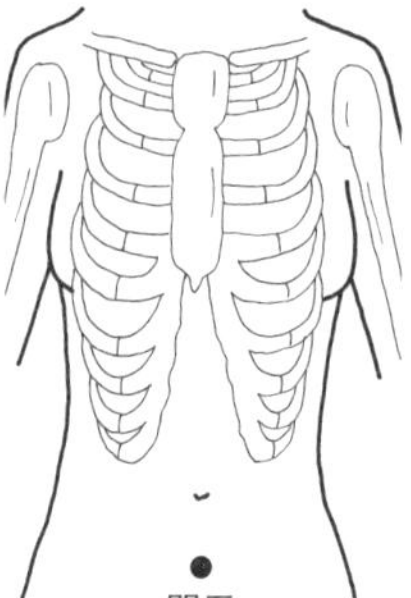

【関元《かんげん》】
おへそから指4本分下

【大腸兪《だいちょうゆ》】
骨盤の上際の高さで、背骨の脇、指2本分外側

⑨
便秘

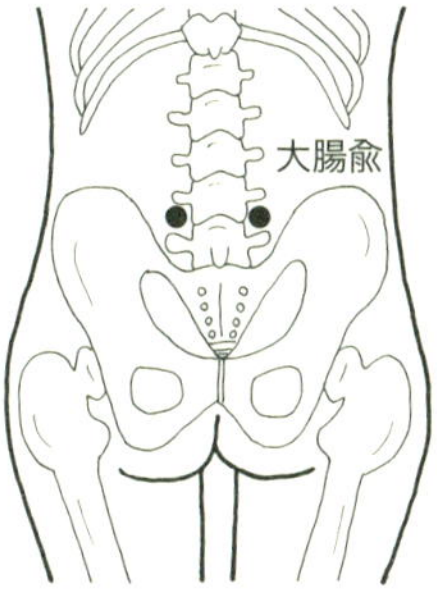

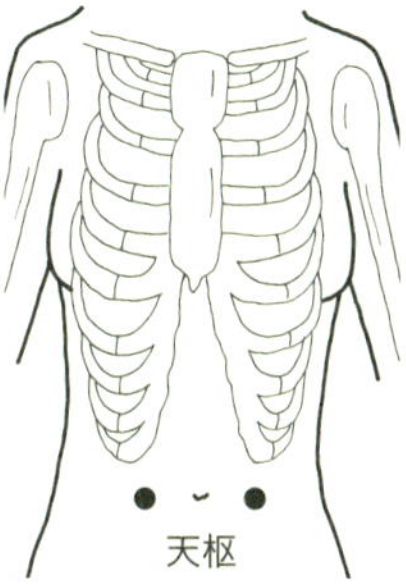

【天枢《てんすう》】
おへそから指3本分外

【大腸兪《だいちょうゆ》】
骨盤の上際の高さで、背骨の脇、指2本分外側

⑩
寝違え

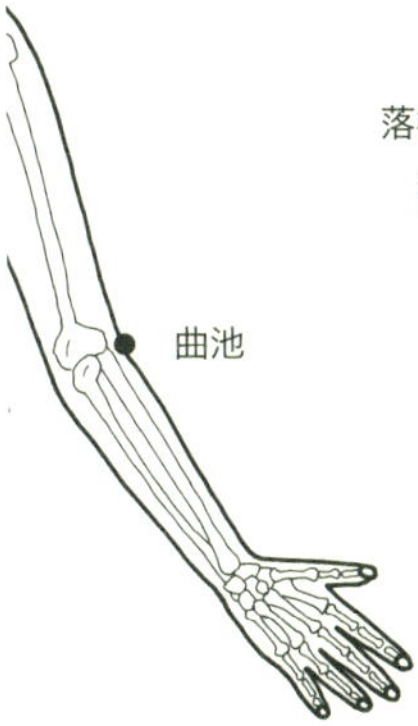

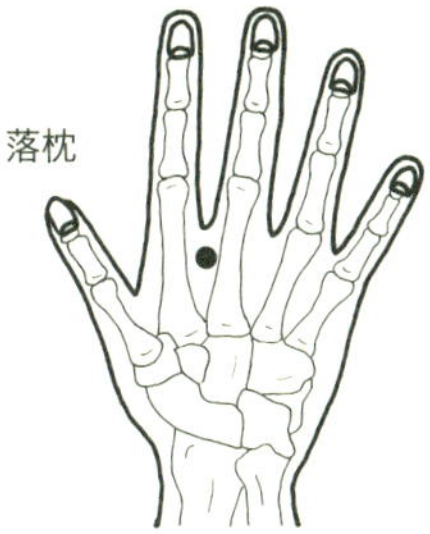

【落枕《らくちん》】
手の甲で、人差指と中指の付け根から指1本分上のくぼみ

【曲池《きょくち》】
肘を曲げた時にできるシワの先端

⑪
腰の痛み

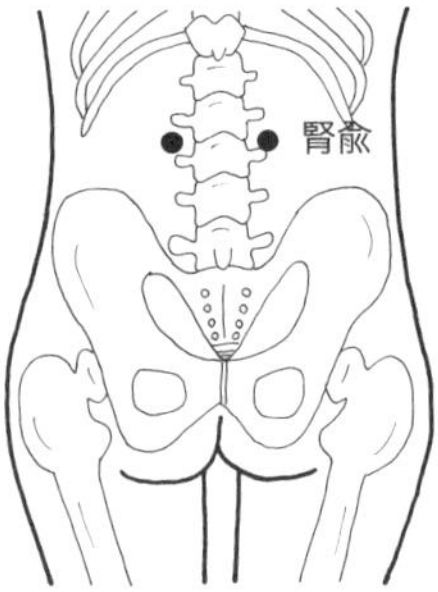

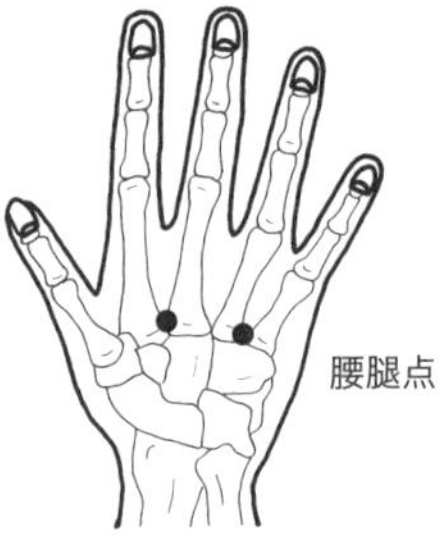

【 腰腿点《ようたいてん》 】
手の甲で、人差指と中指の骨が交わるくぼみと薬指と小指の骨が交わるくぼみの2ヶ所

【 腎兪《じんゆ》 】
腕を下げて立った時、肘が当たる高さで背骨の脇、指2本分外側

⑫
ぎっくり腰

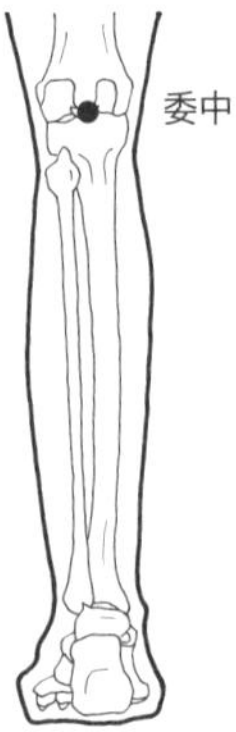

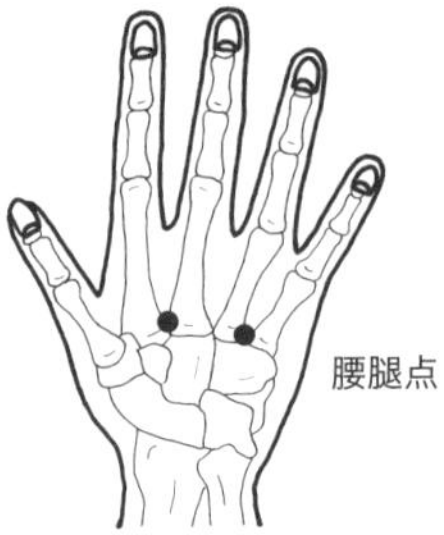

【 腰腿点《ようたいてん》 】
手の甲で、人差指と中指の骨が交わるくぼみと薬指と小指の骨が交わるくぼみの2ヶ所

【 委中《いちゅう》 】
膝の後ろのシワの真ん中

⑬
坐骨神経痛

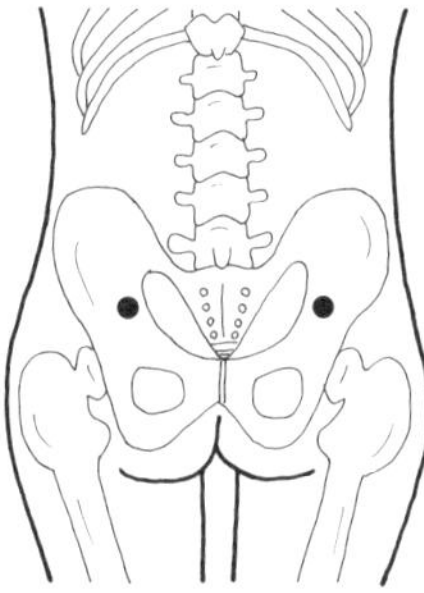

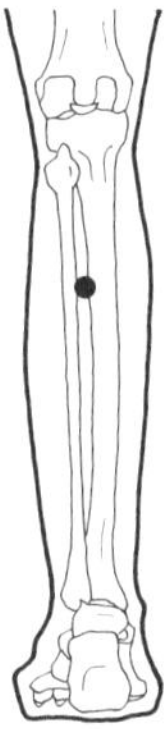

【承筋《しょうきん》】
ふくらはぎの真ん中で膝の後ろのしわから指7本分下

【秩辺《ちっぺん》】
殿部の真ん中(お尻の両側で、げんこつでとんとん叩くと痛気持ちよいところ)

⑭
膝の痛み

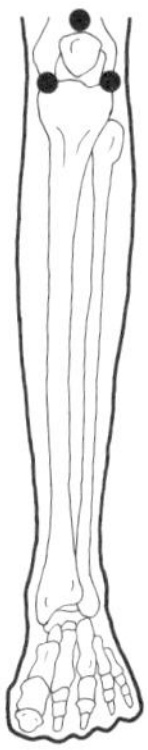

【鶴頂《かくちょう》】
膝のお皿のすぐ真上の際

【膝眼《しつがん》】
膝のお皿のすぐ下の内側のくぼみと外側のくぼみ

⑮
脚がつる

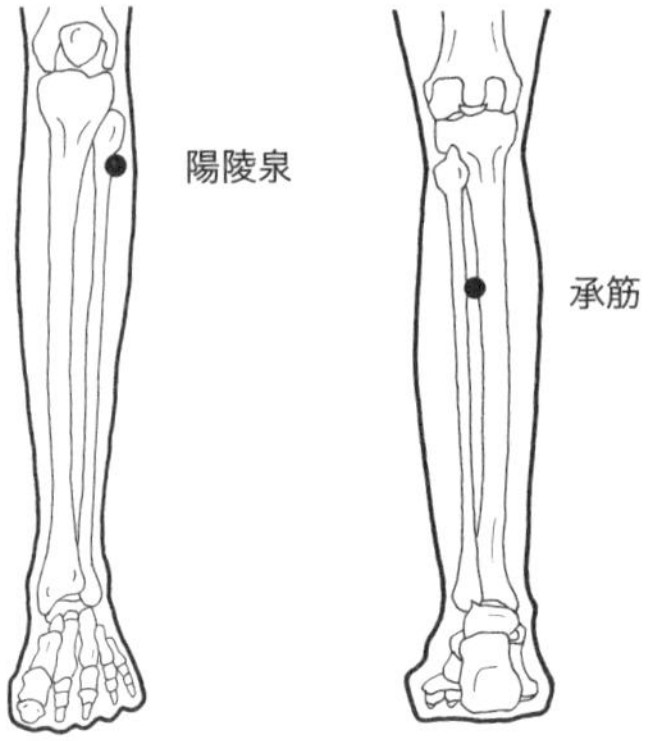

【承筋《しょうきん》】
ふくらはぎの真ん中で膝の後ろのしわから指7本分下

【陽陵泉《ようりょうせん》】
脚の外側を辿り膝のお皿の外側下縁から指4本下にある小さな丸い骨の斜め前

⑯
肘の痛み

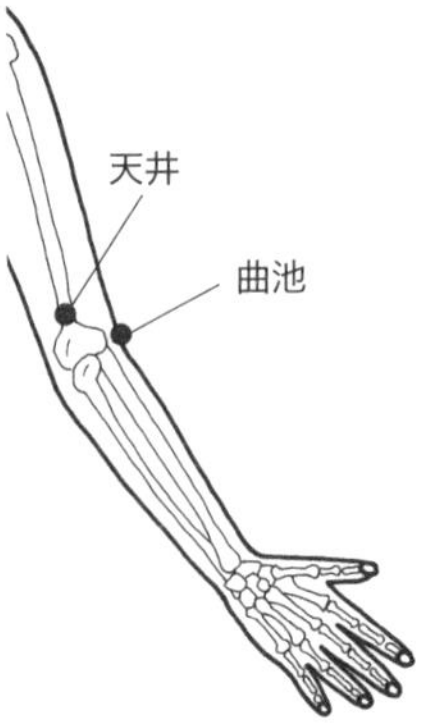

【天井《てんせい》】
肘を曲げた時にできる肘の後ろのくぼみ

【曲池《きょくち》】
肘を曲げた時にできるシワの先端

⑰
腱鞘炎

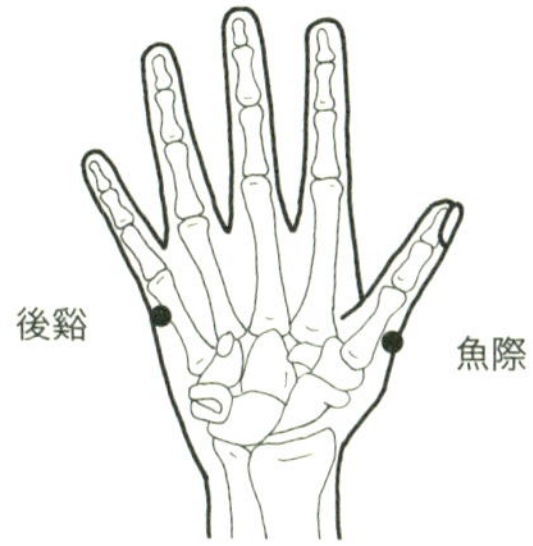

【 魚際《ぎょさい》 】
手のひらと手の甲の境目で手首のシワと親指を結んだ線の真ん中

【 後谿《こうけい》 】
手を握った時に小指の外側に出っ張るシワの先端

⑱
歯の痛み

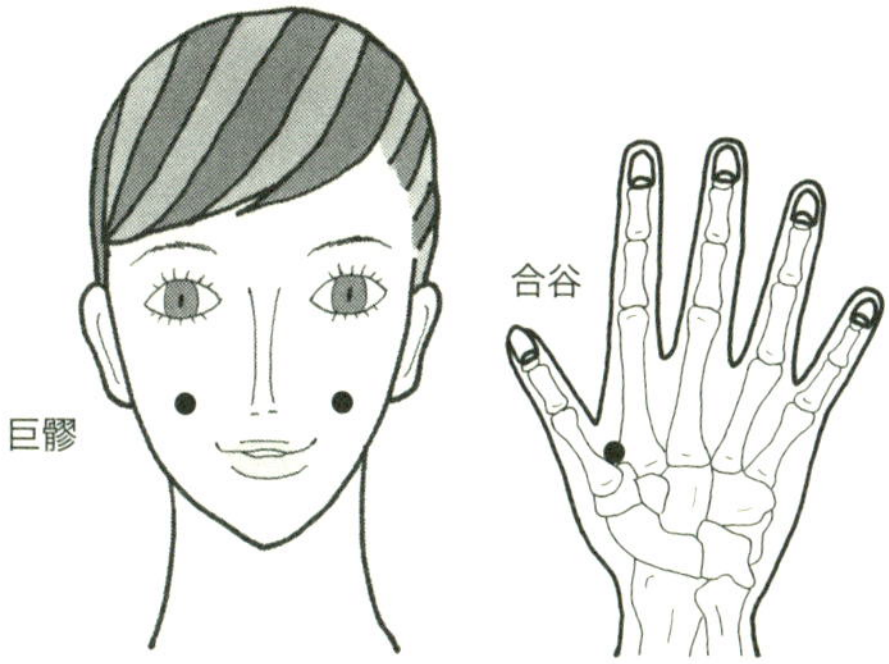

【 合谷《ごうこく》 】
手の甲で、親指と人差指の骨が交わるくぼみ

【 巨髎《こりょう》 】
小鼻の下縁と同じ高さで黒目の真下

⑲

緊張をほぐす

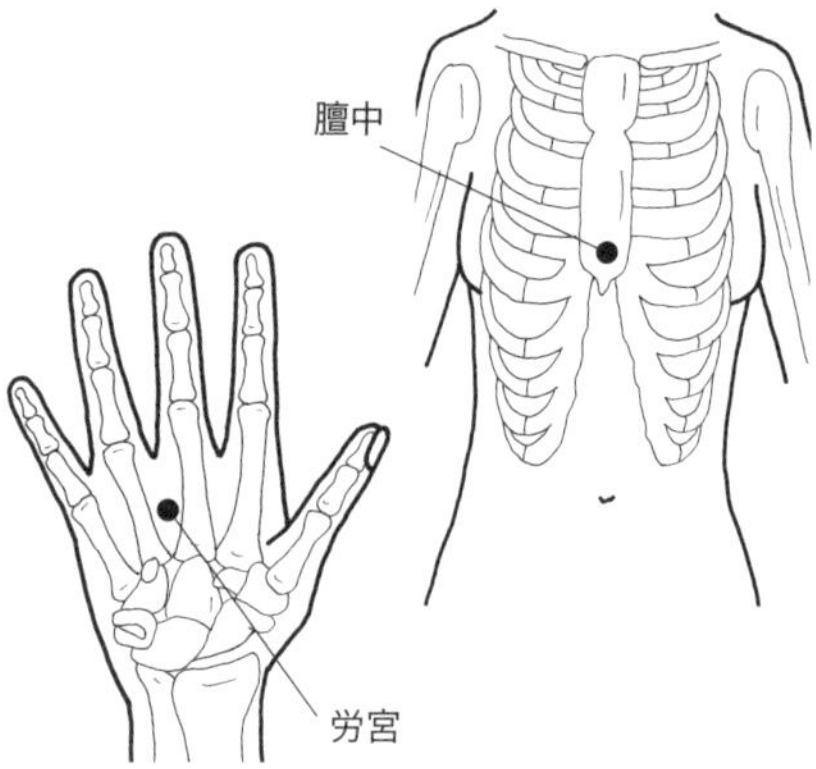

【膻中《だんちゅう》】
左右の乳頭を結んだ線の真ん中

【労宮《ろうきゅう》】
手を握った時、薬指の先端が当たるところ

⑳

不眠

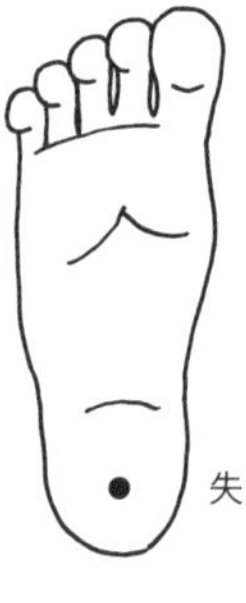

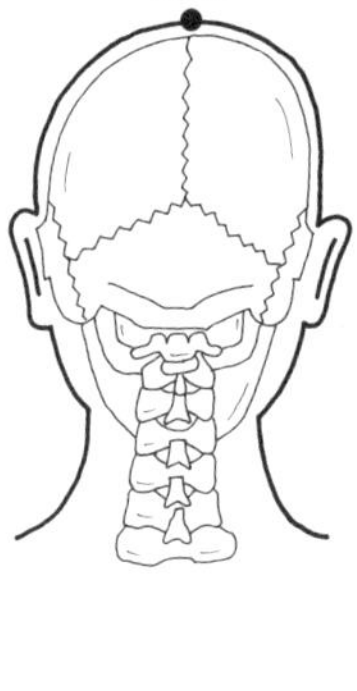

【百会《ひゃくえ》】
おでこの真ん中の前髪の生え際から指7本分上

【失眠《しつみん》】
かかとの真ん中

㉑
ストレス・イライラ

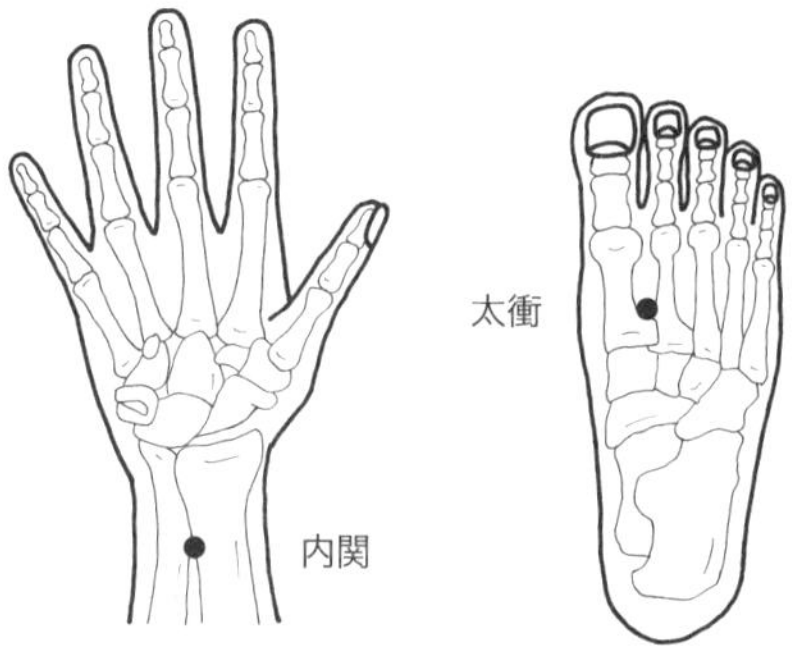

【太衝《たいしょう》】
足の親指と人差指の骨が交わる甲のくぼみ

【内関《ないかん》】
手首の内側の線から指3本分上の2本のすじの間

㉒
不安感・うつ状態

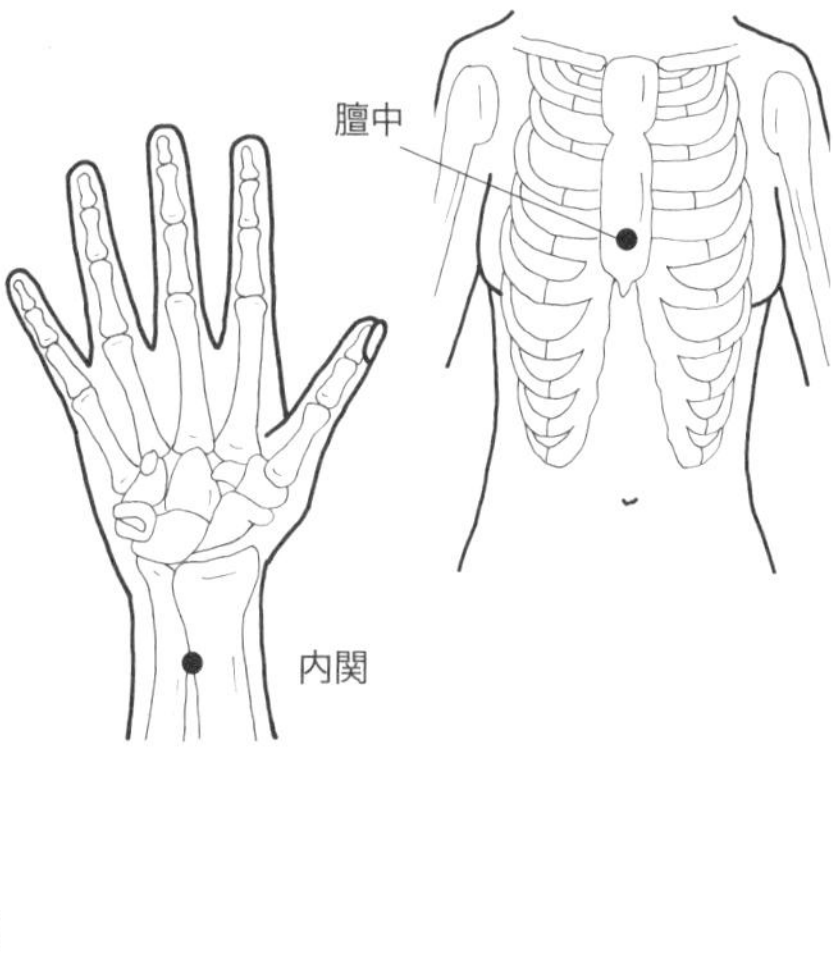

【膻中《だんちゅう》】
左右の乳頭を結んだ線の真ん中

【内関《ないかん》】
手首の内側の線から指3本分上の2本のすじの間

㉓

花粉症

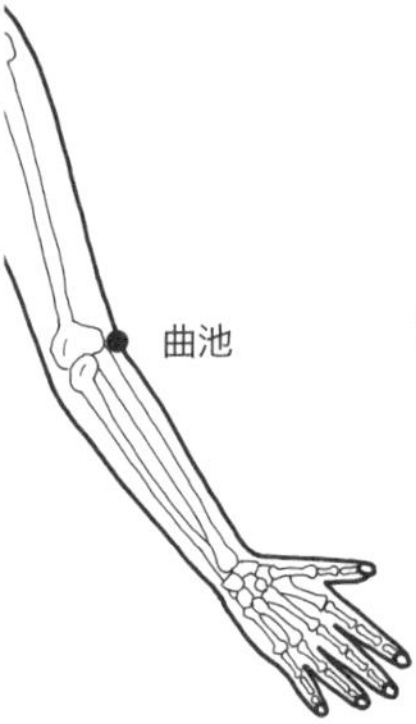

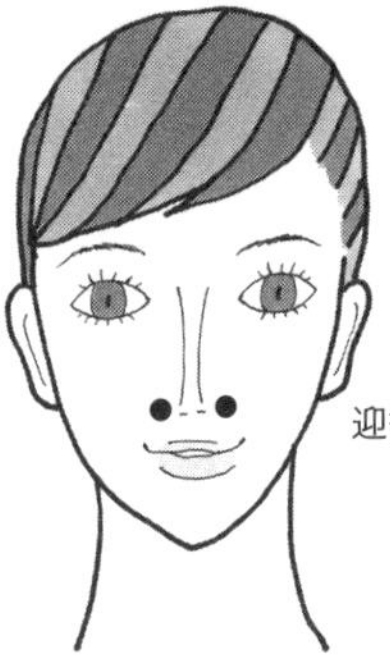

【迎香《げいこう》】
小鼻のくぼみ

【曲池《きょくち》】
肘を曲げた時にできるシワの先端

㉔

蕁麻疹や湿疹のかゆみ

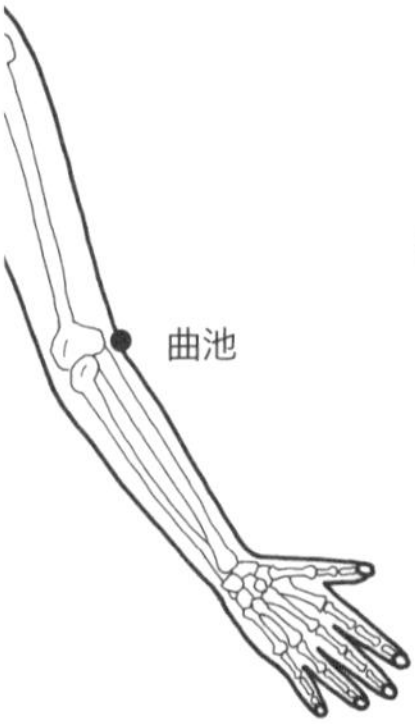

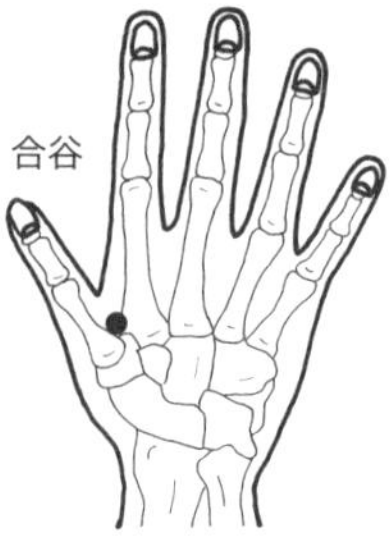

【合谷《ごうこく》】
手の甲で、親指と人差指の骨が交わるくぼみ

【曲池《きょくち》】
肘を曲げた時にできるシワの先端

㉕
夏バテ

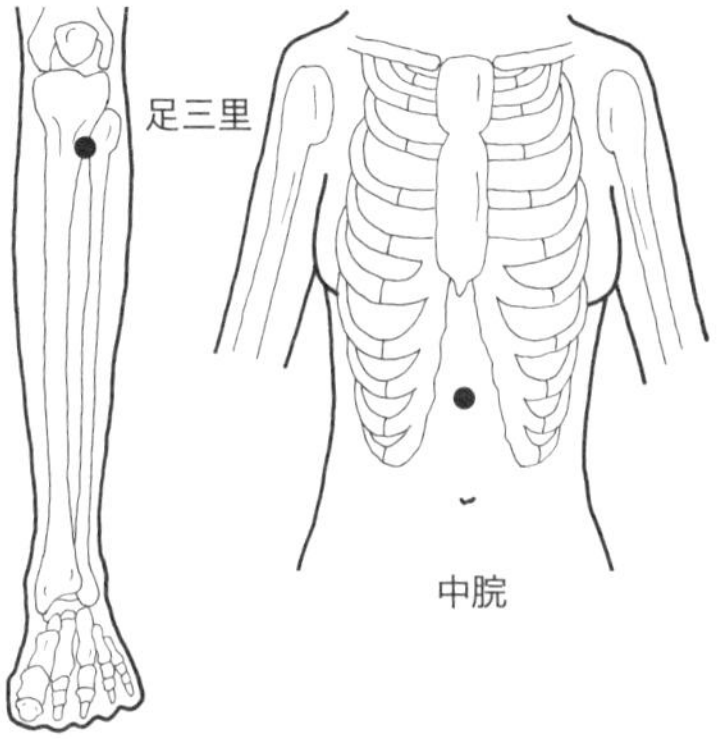

【中脘《ちゅうかん》】
おへそとみぞおちを結んだ線の真ん中

【足三里《あしさんり》】
膝のお皿の外側下のくぼみから指４本分下

㉖
汗

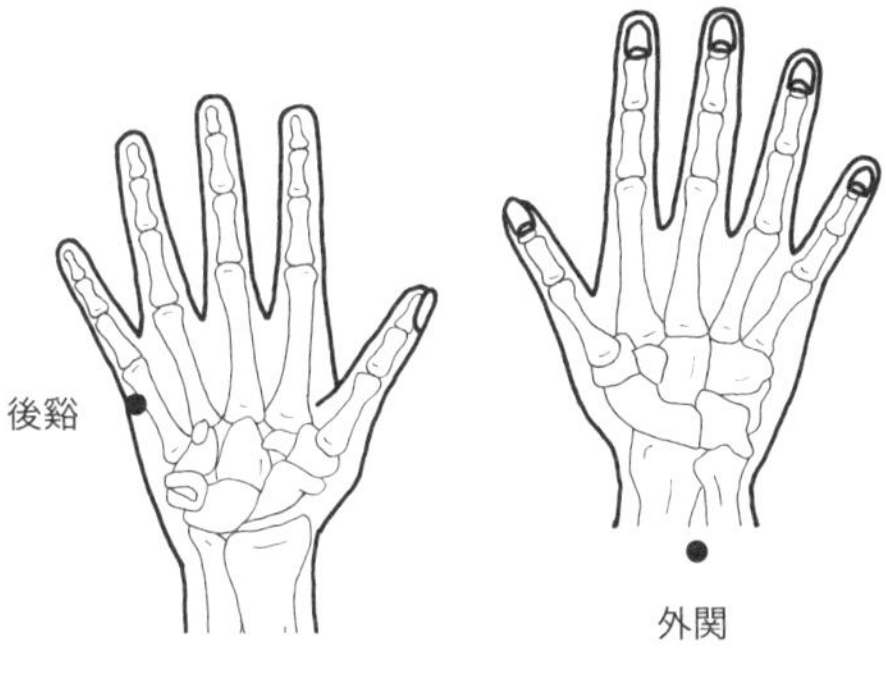

【外関《がいかん》】
手首の外側の線から指３本分上の２本のすじの間

【後谿《こうけい》】
手を握った時に小指の外側に出っ張るシワの先端

㉗

風邪

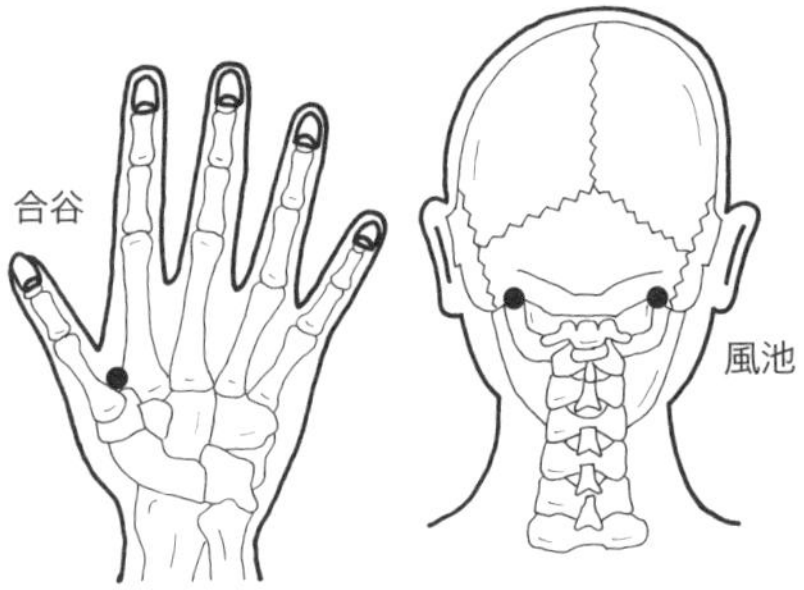

【風池《ふうち》】

首の後ろの両脇のくぼみ

【合谷《ごうこく》】

手の甲で、親指と人差指の骨が交わるくぼみ

㉘

鼻水・鼻詰まり

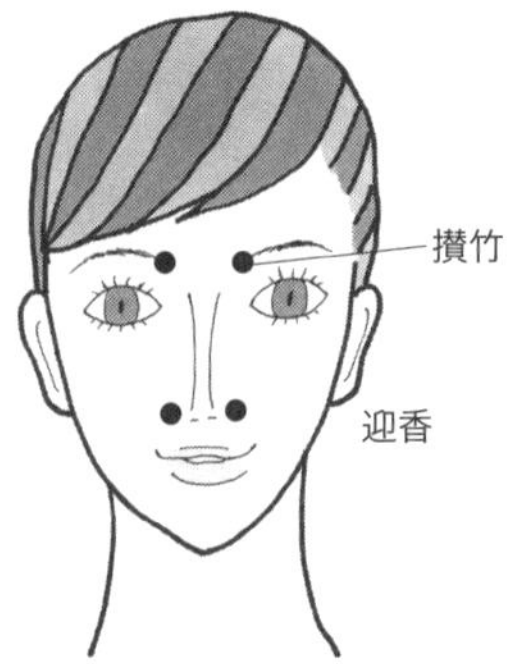

【迎香《げいこう》】

小鼻のくぼみ

【攅竹《さんちく》】

眉毛の付け根のくぼみ（眉毛の付け根を親指と人差指で上下につまむとビリっとくる場所）

㉙
咳

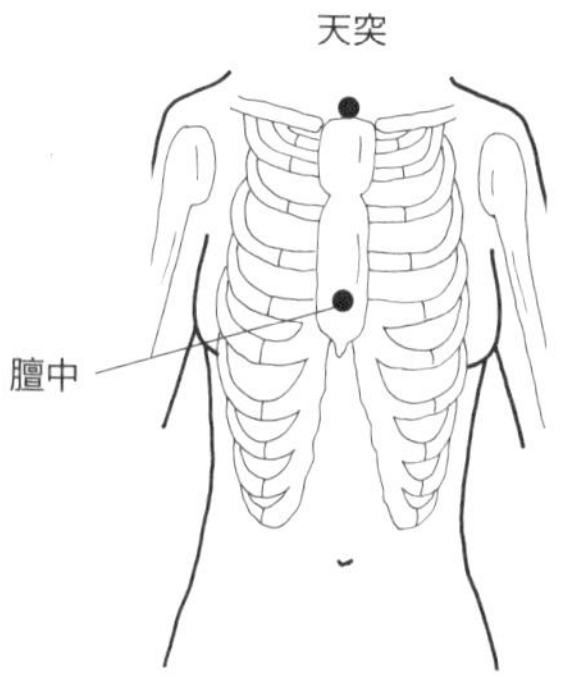

【天突《てんとつ》】
左右の鎖骨の間のくぼみ

【膻中《だんちゅう》】
左右の乳頭を結んだ線の真ん中

㉚
喉の痛み

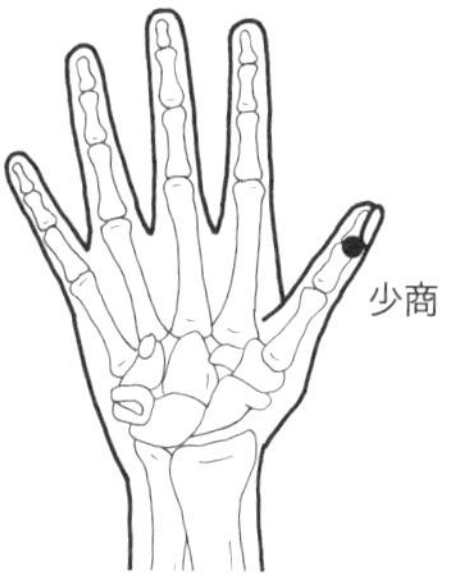

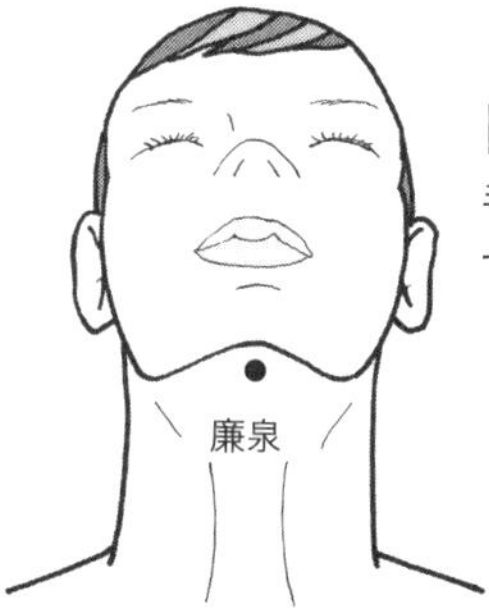

【廉泉《れんせん》】
顎の裏のくぼみ

【少商《しょうしょう》】
手の親指で、人指し指側でない爪の付け根

㉛ 手足の冷え

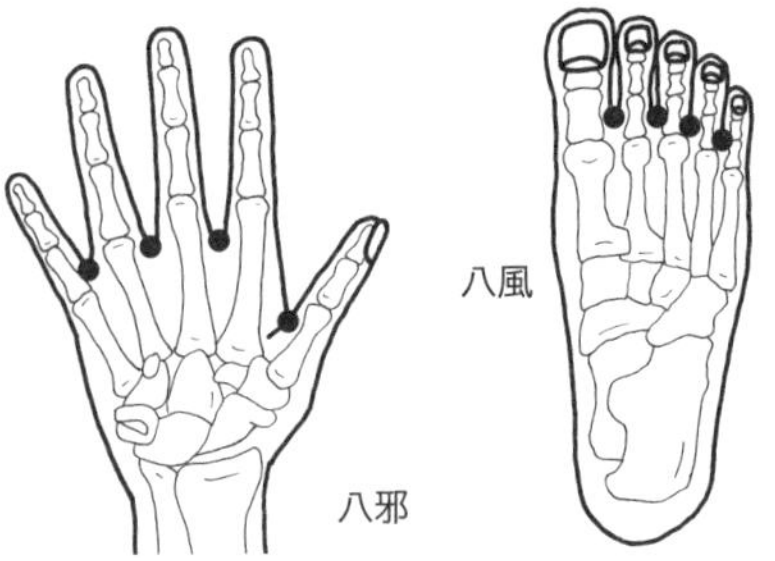

【八風《はっぷう》】

足の指の間で指の付け根、片足で4ヶ所ずつ（足の甲側から、指と指の間に手の指先を入れて組み、押しましょう）

【八邪《はちじゃ》】

手の指の間で指の付け根、片手で4ヶ所ずつ（両手を深く組み、ぎゅっと力を入れましょう）

㉜ 冷え症

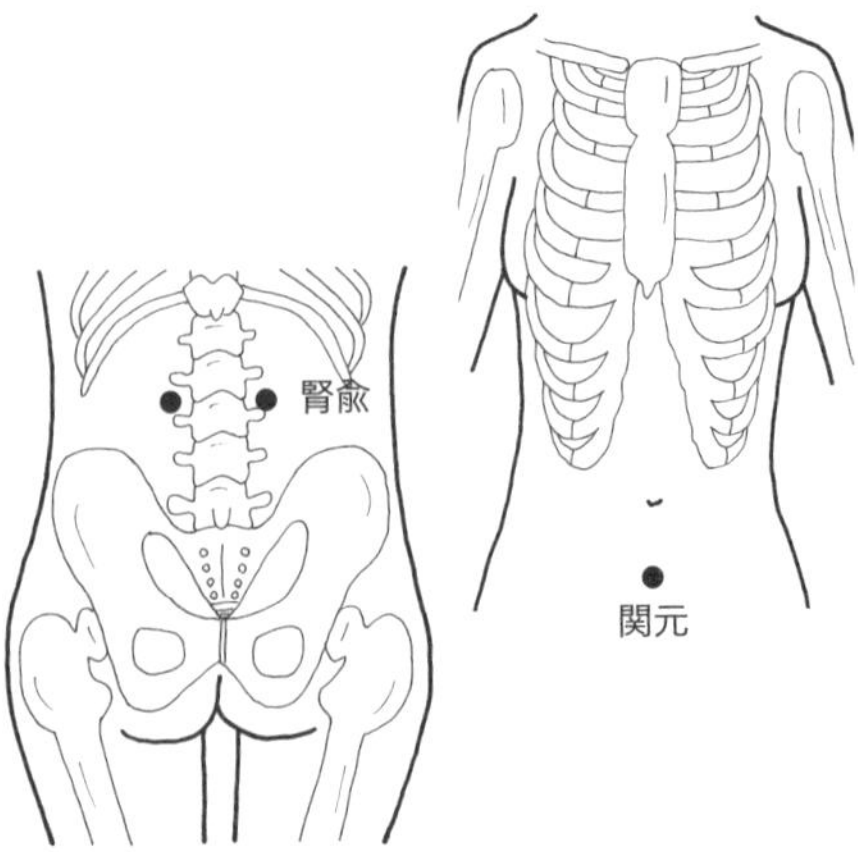

【関元《かんげん》】

おへそから指4本分下

【腎兪《じんゆ》】

腕を下げて立った時、肘が当たる高さで背骨の脇、指2本分外側（肘を曲げ、親指を後ろにして腰に手を当てた時、自然に親指が当たるところ）

㉝ 冷えのぼせ

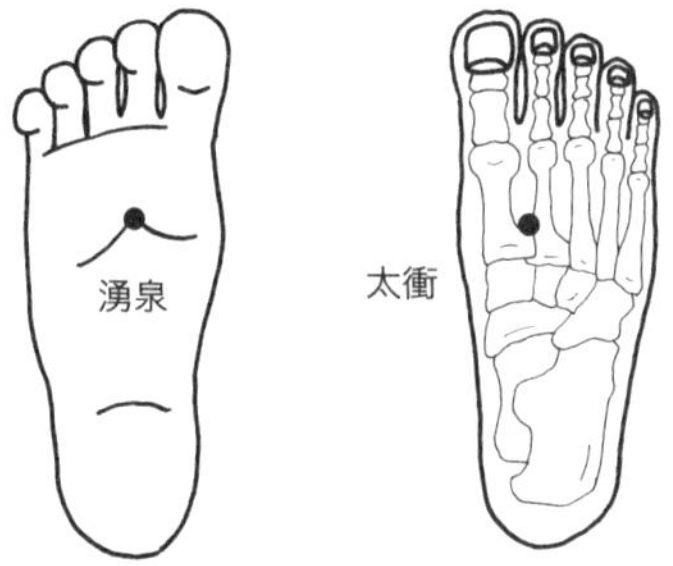

【太衝《たいしょう》】
足の親指と人差指の骨が交わる甲のくぼみ

【湧泉《ゆうせん》】
足の指を曲げた時にできる足裏のくぼみ

㉞ トイレが近い

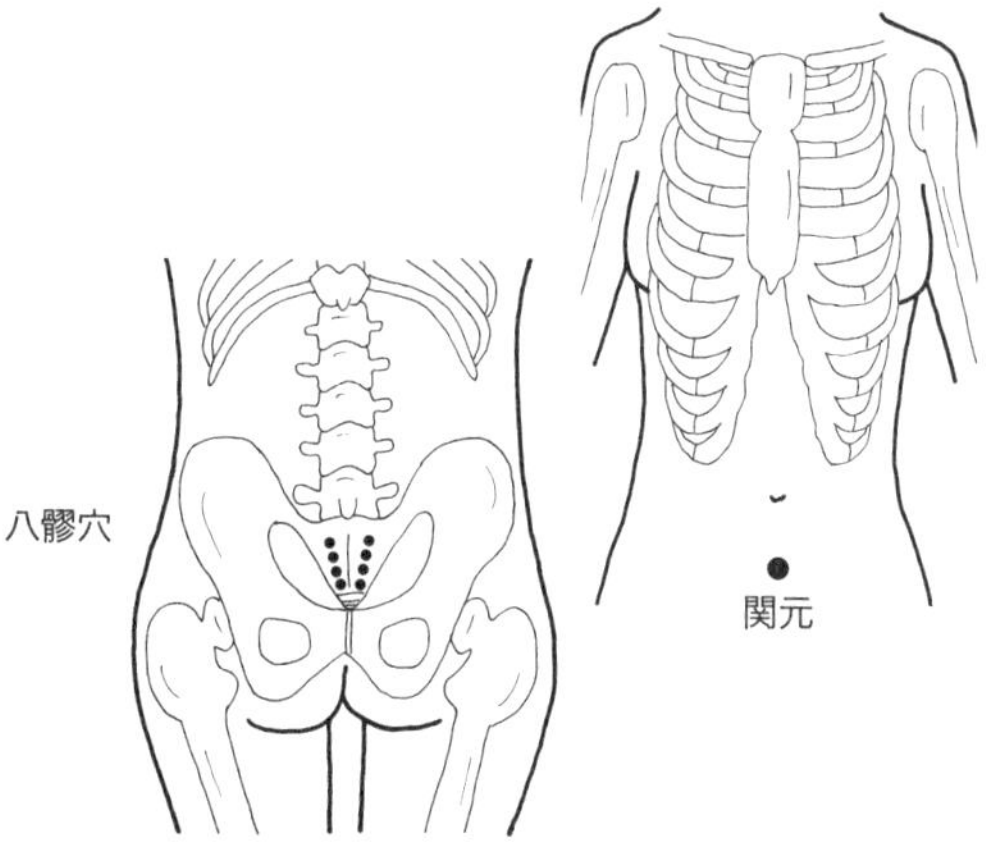

【関元《かんげん》】
おへそから指4本分下

【八髎穴《はちりょうけつ》】

仙骨にある片側4つずつの穴部分（お尻の割れ目の上端辺り。全体をさすったり温めたりがおすすめ）

㉟

高血圧

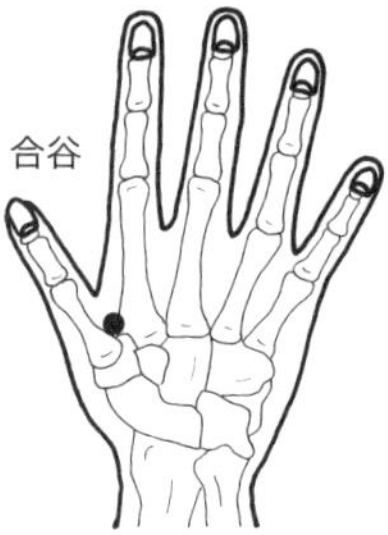

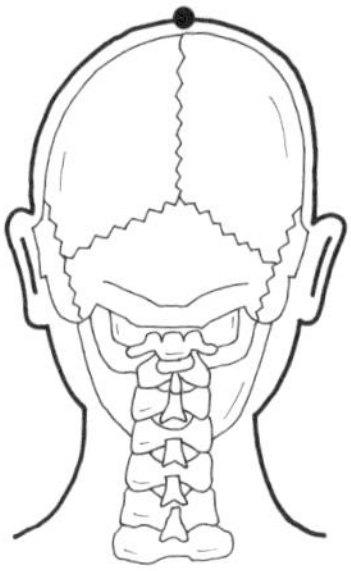

【百会《ひゃくえ》】

おでこの真ん中の前髪の生え際から指7本分上

【合谷《ごうこく》】

手の甲で、親指と人差指の骨が交わるくぼみ

㊱

メタボ改善

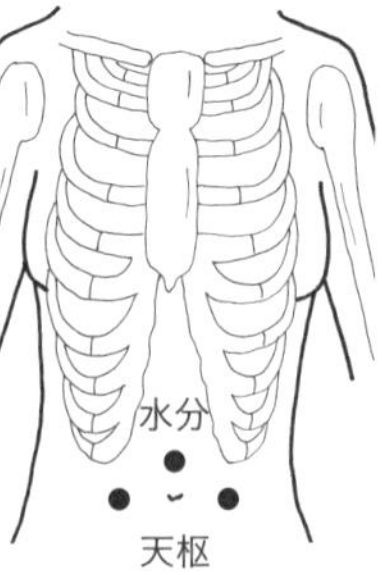

【水分《すいぶん》】

おへそから指1本分上

【天枢《てんすう》】

おへそから指3本分外

㊲
物忘れ

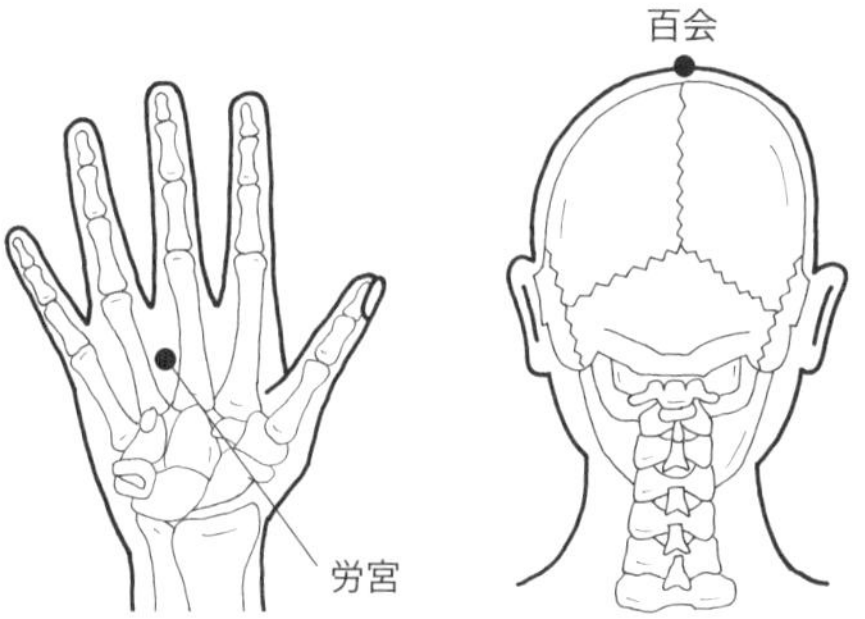

【百会《ひゃくえ》】
おでこの真ん中の前髪の生え際から指7本分上

【労宮《ろうきゅう》】
手を握った時、薬指の先端が当たるところ

㊳
四十肩・五十肩

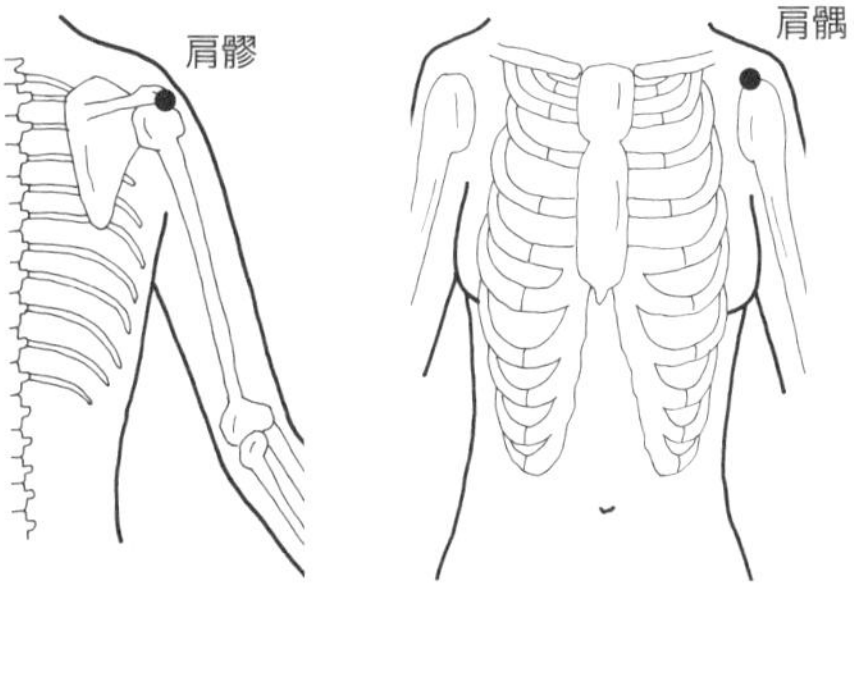

【肩髃《けんぐう》】
腕を真横に上げた時にできる肩の前側のくぼみ

【肩髎《けんりょう》】
腕を真横に上げた時にできる肩の後側のくぼみ

㊴
耳鳴り

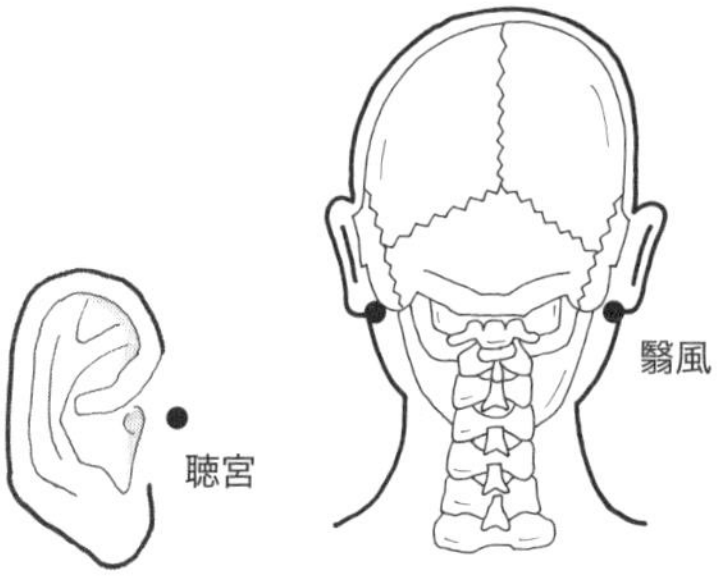

【 翳風《えいふう》 】
耳たぶの後ろのくぼみ

【 聴宮《ちょうきゅう》 】
耳の前に指を当て口を開いた時に開くくぼみ

㊵
めまい・立ちくらみ

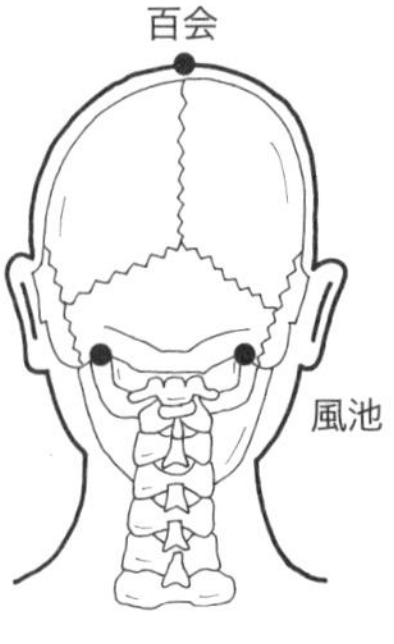

【 百会《ひゃくえ》 】
おでこの真ん中の前髪の生え際から指7本分上

【 風池《ふうち》 】
首の後ろの両脇のくぼみ（めまいが起きている時は座って押しましょう）

㊶
肌荒れ

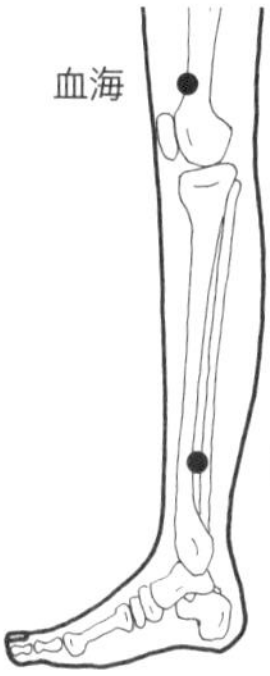

【 血海《けっかい》 】
膝のお皿の内側の上端から指3本分上

【 三陰交《さんいんこう》 】
内くるぶしから指４本分上の骨の後ろ際

㊷
髪の不調

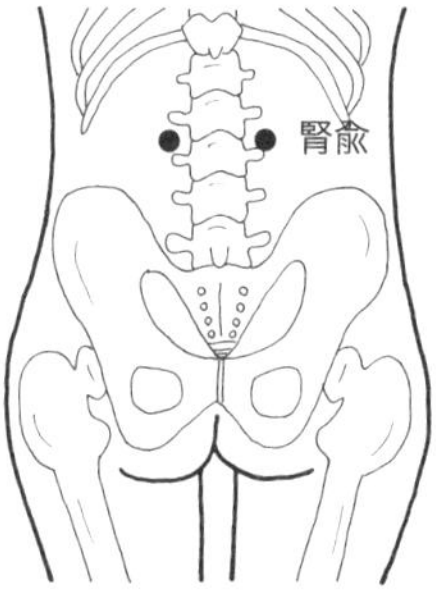

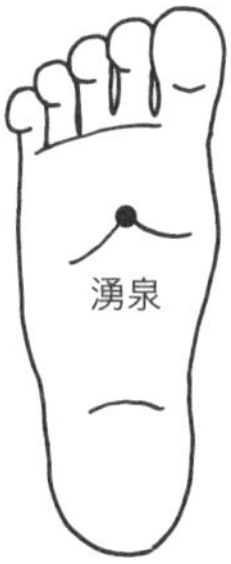

【 湧泉《ゆうせん》 】
足の指を曲げた時にできる足裏のくぼみ

【 腎俞《じんゆ》 】
腕を下げて立った時、肘が当たる高さで背骨の脇、指２本分外側（肘を曲げ、親指を後ろにして腰に手を当てた時、自然に親指が当たるところ）

㊸ アンチエイジング

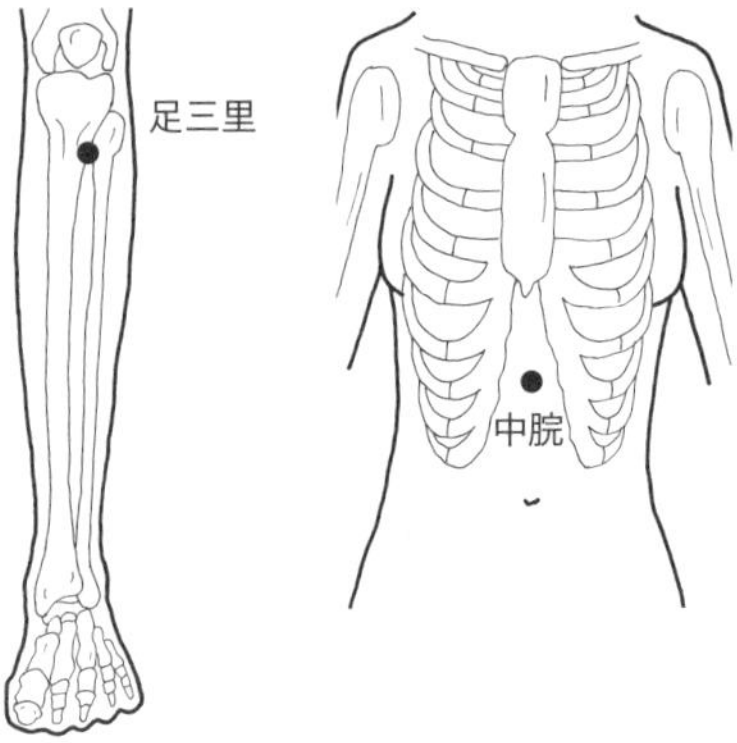

【中脘《ちゅうかん》】
おへそとみぞおちを結んだ線の真ん中

【足三里《あしさんり》】
膝のお皿の外側下のくぼみから指4本分下

㊹ フェイシャルアンチエイジング

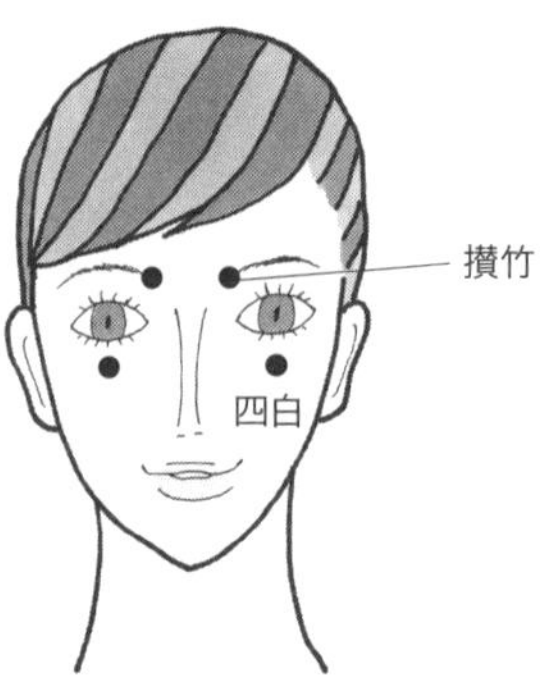

【攅竹《さんちく》】
眉毛の付け根のくぼみ（眉毛の付け根を親指と人差指で上下につまむとビリっとくる場所）

【四白《しはく》】
目の下から指1本分下（あまり力を入れず、中指で軽く圧しましょう）

㊺
生理痛や生理不順

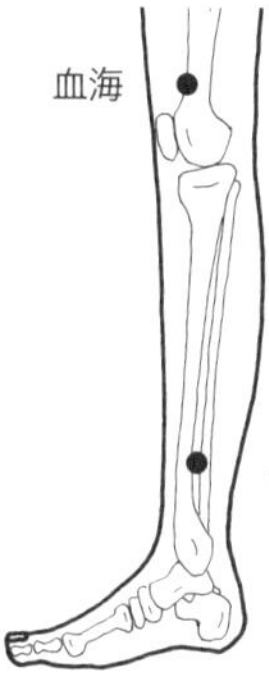

【血海《けっかい》】
膝のお皿の内側の上端から指3本分上

【三陰交《さんいんこう》】
内くるぶしから指４本分上の骨の後ろ際

㊻
不妊症

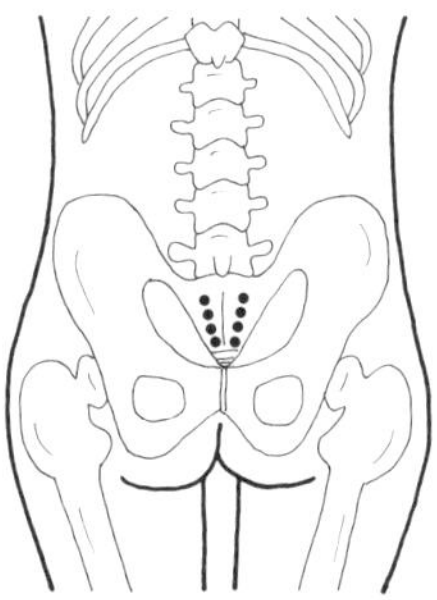

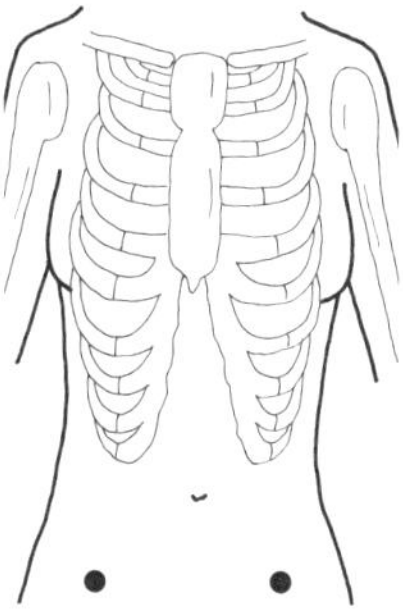

【子宮《しきゅう》】
おへそから指6本分下と骨盤の前の出っ張りを結ぶ線の真ん中

【八髎穴《はちりょうけつ》】

仙骨にある片側4つずつの穴部分（お尻の割れ目の上端辺り。全体をさすったり温めたりがおすすめ）

㊼
更年期障害

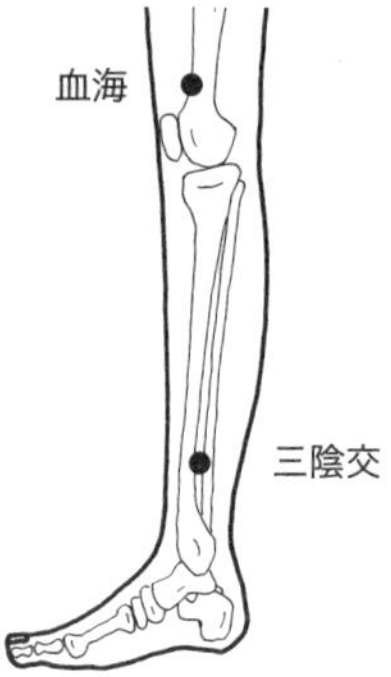

【血海《けっかい》】
膝のお皿の内側の上端から指3本分上

【三陰交《さんいんこう》】
内くるぶしから指４本分上の骨の後ろ際

COLUMN ❷

心を軽くする「お鍋療法」

みなさんストレスを感じることはありますか？

現代はストレス社会。会社で、家で、アルバイト先で、学校で、地域で、不当なことや、思うようにいかないこと、自分ではどうしようもないことなど、いろいろありますよね。

少しばかりのストレスはやる気の原動力となり、人間が生きていく上で欠かせないものといわれています。ただ、多くのストレスを長期にわたって抱えると、心にも身体にもよくありません。心と身体はつながっているのです。

たとえば、心が長期にわたってストレスを受けると、自分の胃を守る粘液が、胃の壁にある細胞から出なくなり、胃潰瘍になることがあります。身体が長期にわたってストレスを受けると、疲労や痛みで気持ちが落ち込み、心が不安定になったりします。

そこで、このコラムでは、ストレスを感じたり悩んだ時に私が心がけていることを、いくつか紹介してみたいと思います。

1. 足るを知る

物を所有することのみならず、人間関係、仕事、人生全体にいえることかもしれません。今持っていないものを思って嘆くのではなく、今満たされているものをありがたく思い、それを楽しみ、慈しむ気持ちです。

欲しいと感じる物事は、思い入れが強ければ、そして本当に自分に必要であれば、必ずいつか向こうから訪ねてきます。海を見て、山を見て、慌てずのんびり待ちましょう。人生はその人にとってよい方向へ向かって常に修正されていて、何度もそのチャンスは巡ってくるのだと思います。まずは「有縁《うえん》を度《ど》す」ことから始めましょう。「縁のある人、物、仕事などを大切にする」ということです。

2. 5分前はもう過去なので、何をどうしても変えることはできない

後悔して悩んでも仕方ない、あきらめて先に進もうという考えです。起こってしまったことを3日悩んでなかったことにできるのであればいくらでも悩みますが、すでに起こってしまったことは何があっても変えられないのです。

過去より未来、5分後は未来。今からどうにでも自分の意思で明るい未来に変えてい

くことができるのです。過去のことで悩む時間がもったいない！

3. 人の心はその人のもの

どうしてわかってくれないのだろう？　どうしてこんなことを言うのだろう？　何でうまく伝わらないのだろう…？

それは当たり前のこと。みんな生まれも育ちも気質も違う別の個体なのですから。「人の心を自分の心のものさしで計ってはいけない」というのは、言い換えれば自分の常識は他人の非常識かもしれないということです。逆もまた然り。

悪口を言われて怒ったり落ち込んだりしている方がよくいますが、悪口を言われたからといって、寿命が3年縮むわけでもなく、自分には何の変わりもないのです。要は心の持ちよう。こんな時は自分を見つめ直すよいチャンスと思って、何がその人にとって悪かったのだろう？と考えるのも人生の勉強だと思います。

4. 新しいことを1日何かひとつやる

何でもいいのです。違う道を通って買い物に行くとか、この色の服の組み合わせは初めてだとか、初めてこの料理を作ったとか、初めてこの人と話したとか。

いつも新鮮な気持ちを持ち、気分転換を心がけることです。人生の中で同じ日は1日もなく、毎日違う朝がくるのですから。

5. お鍋療法

今日やらなければいけないことを紙に書き出してみたところ、合計10個あったとします。何とかその日のうちにそれらを終え、1日が終わります。そして次の日、また新たにやらなければならないことが10個…。永遠に終わらないのです。それでは心も身体も休む間がありません。

そこでお鍋療法です。これは私が以前勤めていた心療内科の先生が患者さんにお話していた療法です。


まず、頭の中に大きなお鍋を想像します。

そして今日やらなければいけないことを思い浮かべて、ひとつひとつお鍋に入れて蓋をし、火にかけてしまいます。ぐつぐつと煮て放っておくこと数時間、蓋を開けてみると…

玉ねぎのように溶けて、いつの間にかやらずに済んでしまうこと。じゃがいものように形が崩れて、やりやすくなっていること。にんじんのように色が鮮やかになり、やっぱりやらなければいけないこと。肉のように旨味が出て、やるのが楽しくなっていること。ほかの人がつまみぐいをして、自分でやらなくてもよくなったこと。など、いろいろと変化が出てきました。

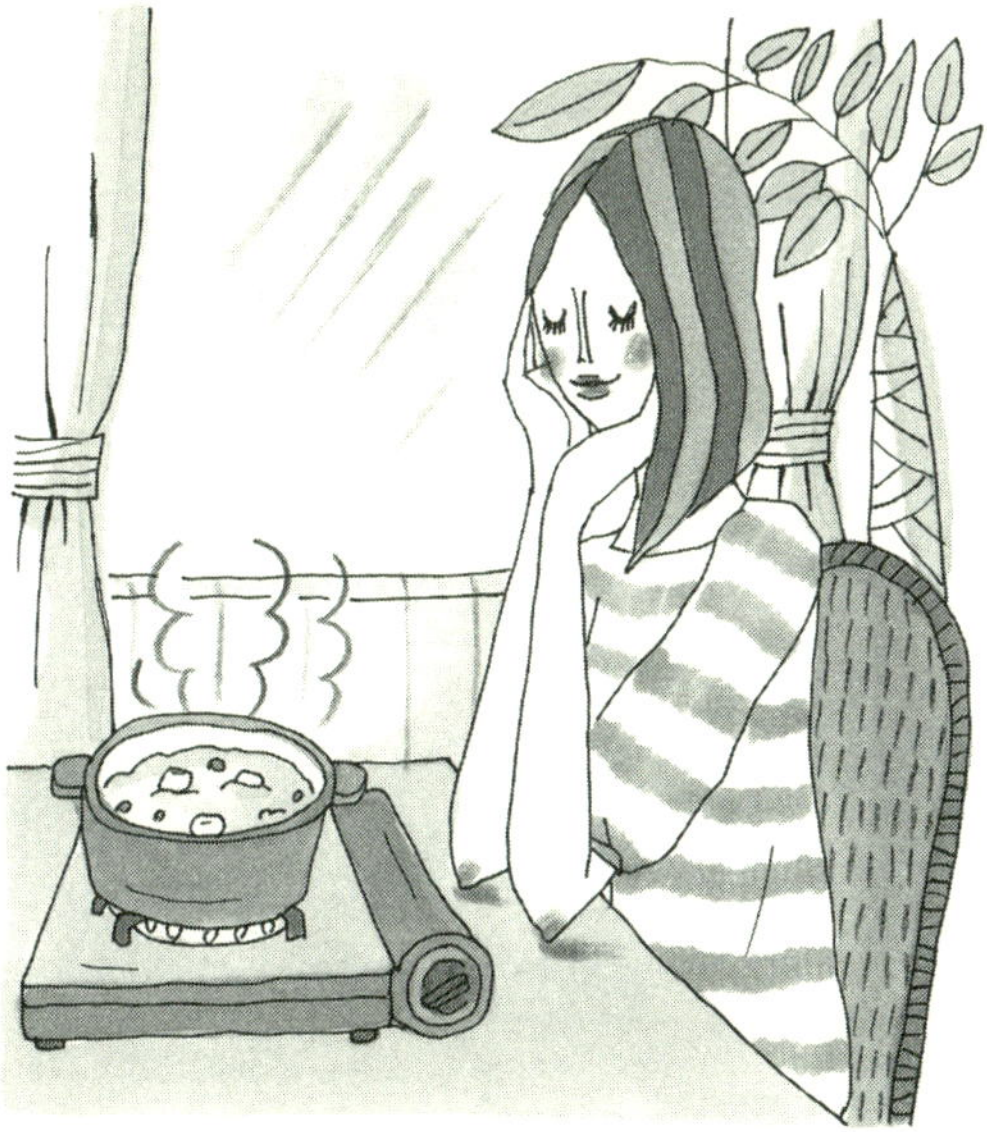

そのなかで自分が本当にやらなければならないことを見極め、優先順位をつけてやってみましょう。そうはいっても、家族の介護や看病など、「私が今すぐやらなきゃ誰がやるの？」という事柄もあるかと思います。そんな時は、それ1つをまず優先し、ほかのことは少し手（気）を抜けばよいのです。そして少しでも時間に余裕ができた時には、自分の安らぎのために、自分の一番好きな方法で養生してください。1～2分でできるような小さなことでも構いません。

心の健康がまさに崩れそうな方は、命に関わるような重大なこと以外は「とにかく今、私がやらなきゃ。放っておけない。誰かに迷惑がかかるかもしれない」という考えをひとまず捨てる、というのがお鍋療法の考え方です。

一生懸命、真面目に働く人ほど心の病になりやすく、心の健康と今後病気になることを天秤にかけることが必要です。全部できなくても申し訳なくないし、毎日やっているのはすごいことなのですから。少し手（気）を休める工夫をしてみましょう。

心身ともに疲れきって病気になってしまい心療内科や精神科に行った人は、お鍋療法どころか「ストレスとなっている『すべて』のことをまずやめなさい」と言われると思います。家族の協力を得て、その人が何もしないところから始めるのです。

ストレスや悩みを一度も感じたことがない人なんていません。みんな同じ。頑張りすぎず、自分のペースで自分らしく進んでいきましょう。忙しい中で疲れきる前にできること、病院に行くことになってしまう前にできること、それがお鍋療法なのです。

第4章

毎日の自主トレーニング

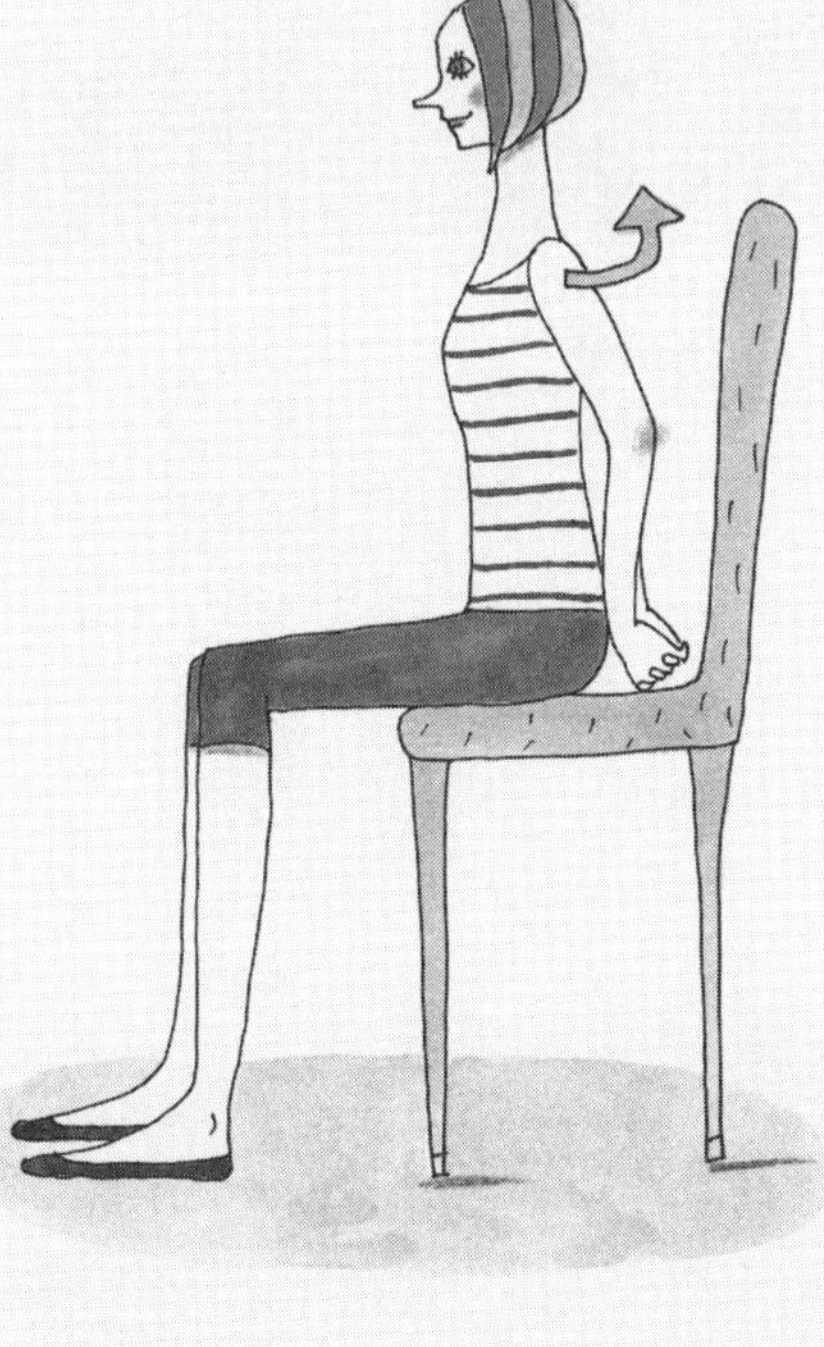

第1章で、養生の方法には食養生、動養生、静養生などいくつかの種類があるというお話をしました。第3章では、静養生に分類される、温めたり押したりできるツボをの紹介をしましたので、第4章では動養生のひとつとして、病院のリハビリでも行われている簡単な体操を紹介します。

気のむくままに…ゆる〜りゆるゆる体操

ゆる〜りゆるゆる体操とは?

患者さんとお話していると「とにかく毎日必ず1万歩は歩かないと!」と、まるで何かに取り憑かれたように、歩数だけを目標として歩いている方がいます。もちろん元気に歩くことは悪いことではありません。

問題は、「毎日必ずやらなければ」「1万歩必ず歩かないと」と義務のようになってしまったり、膝や腰が悲鳴をあげているのに無理に頑張りすぎること。1万歩歩けなかった時の罪悪感や挫折感は、心の健康にもよくありません。心と身体はつながっているのです。

ここでは、家でゆっくり、自分のペースに合わせてできる、簡単な体操を紹介します。自分に合うなと思ったら、毎日やっても大丈夫ですし、ふと思い立った時にやってみるのもよいでしょう。

ポイントは焦らず「のんびり、ゆる～りと」。必ずやらなければいけないという気持ちは捨てて、今日は2つできた、今日は辛いわあ、などと笑いながら楽しみながら、ゆる～い気持ちで心と身体をゆるめること。それがこの体操の目的と由来でもあります。

決して一生懸命、必死にやってはいけません。また、全部を一気にやろうとしないこと。最初は本を見ながら行い、少しずつ覚えて本を見なくてもできるようになりましょう。

ゆる～りゆるゆる体操はいつもどおりの呼吸でOK

ゆる～りゆるゆる体操をやる時のポイントは、いつもと変わらず普通の呼吸をすること。無理に呼吸法を意識しなくても大丈夫です。

ただ、息を止めながらやると余計な力が入ってしまい、上手に養生できません。どうしても力を入れると息を止めてしまうという方は、数を数えながらやってみましょう。人は声を発する時に息を吐きます。そしてある程度吐くと、自然に新しい空気を吸っています。

さて、準備はいいですか？　ゆる〜りゆるゆる始めてみましょう。

脚の動養生

背もたれのあるイスに座って行う体操です。深く座り、腰が背もたれにぴったりつくようにしてください。下に足をついた時、膝が90度曲がる高さのイスがベストです。膝が痛い、脚の筋肉が弱っている、という方におすすめの体操です。

●脚の体操1

①イスに深く腰掛け、片方の脚を膝を伸ばしてあげ、限界まできたら足首を反らします。

②ふくらはぎが伸びているのを感じたら、そのまま5秒数えます。

③足首を戻しながら、ゆっくり脚を下ろします。これを左右3回ずつ行います。

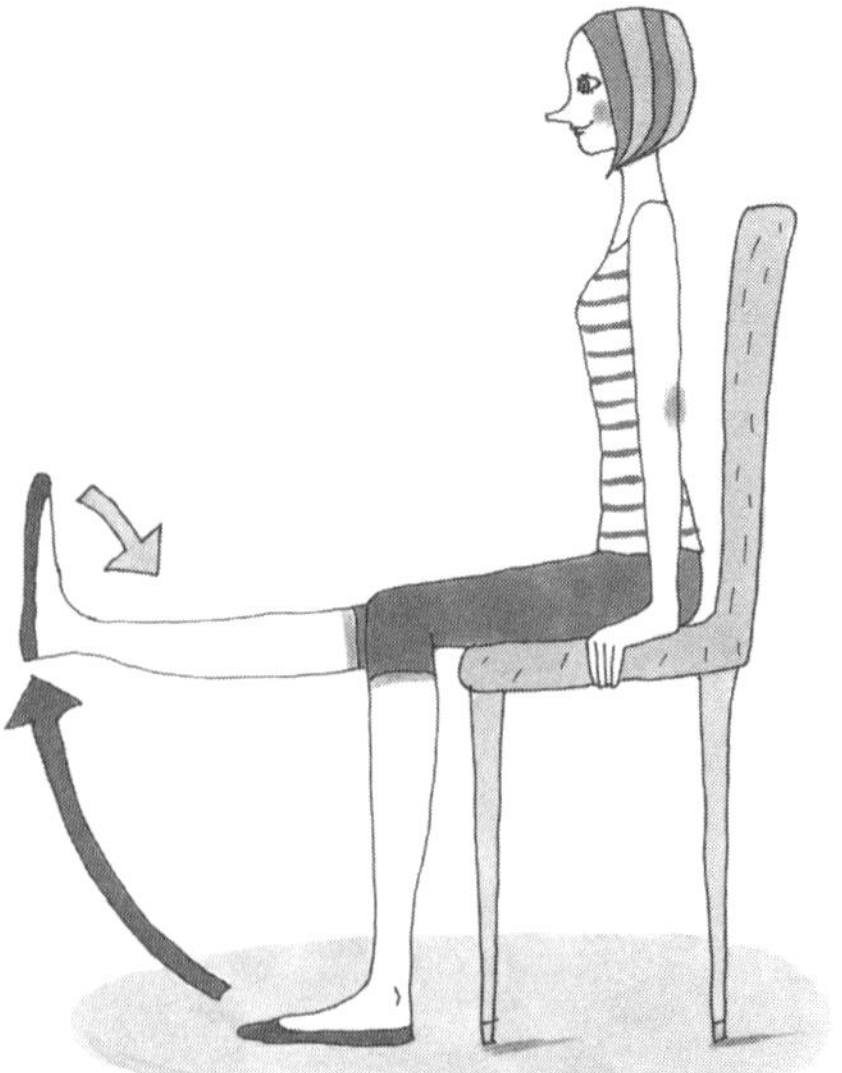

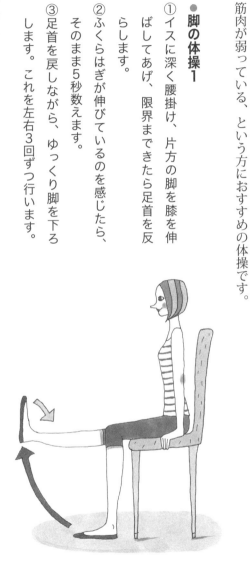

②は、痛みの強い方や膝がまっすぐ伸びない方はできる範囲で行います。ただし、この時に息は止めないこと。どうしても止めてしまう方は1、2、3、4、5…と声に出して数を数えながらやってみましょう。太ももに力が入り、ふくらはぎが伸びているか、確認しながらやるとより効果的です。

余裕のある方は、足首に重りをつけて、少し負荷をかけてやってみましょう。重りがない方は、あずきやお米などをこぼれないようにビニール袋に入れてタオルで包み、足首に巻きつけてやってみましょう。

物足りない方は、もうひとつ。

●脚の体操2

＊イスの下にタオルを広げ、タオルの端に足指を置き、足の指を曲げたり伸ばしたりしながら、タオルをくしゃくしゃと手前に引き寄せてみましょう。足指や足裏の筋肉の運動になります。

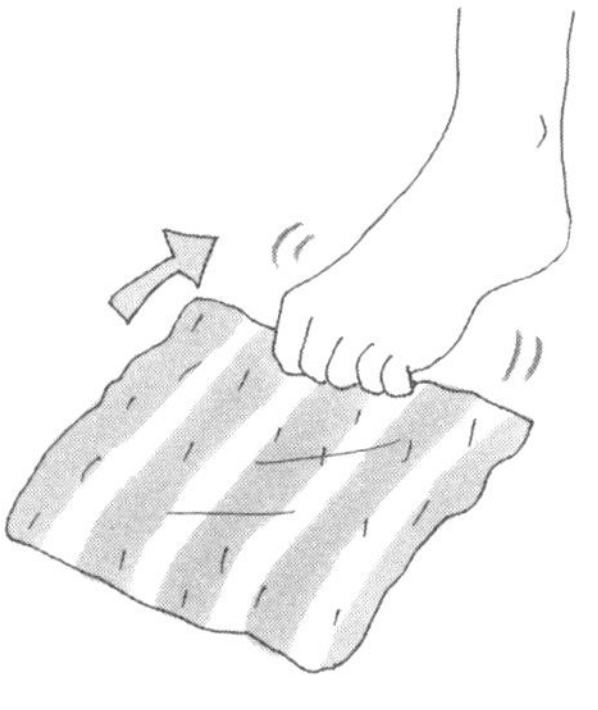

座ることができない方には、次の仰向けに寝て行う体操を紹介します。固い床で腰や背骨をいためないよう、マットや座布団を敷いて行いましょう。

●脚の体操3

①両膝を伸ばして仰向けに寝て、お腹の上で手を組みます。

②左右の足首を交互にゆっくり立てたり倒したり…を繰り返し10回行います。

＊左の足首を立てている時は右の足首は倒します。逆に左の足首を倒している時は右の足首は立てます。

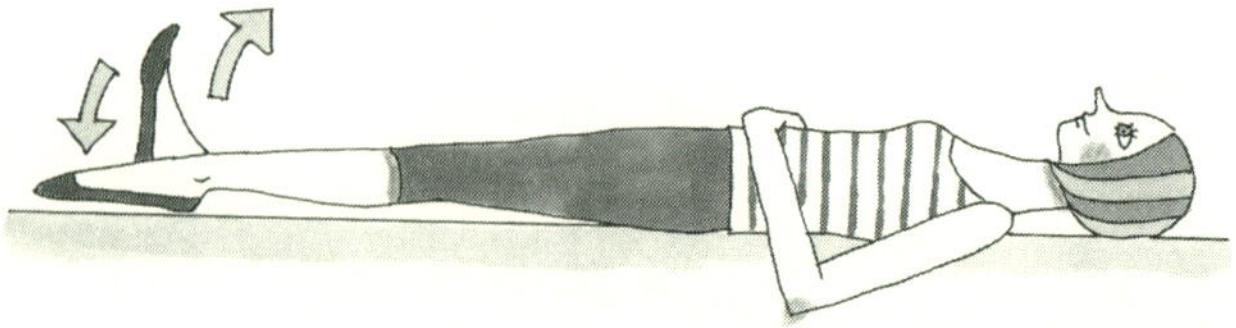

お腹と背中の動養生

仰向けに寝て行う体操です。固い床で腰や背骨をいためないよう、マットや座布団を敷いて行いましょう。腹筋が弱っている、背中が痛い、という方におすすめの体操です。

まずは座ったまま準備運動です。

●準備運動

＊座ったまま、頭の後ろで手を組み、肘をゆっくり両サイドに広げ、背中側の肩甲骨と肩甲骨をくっつけるようイメージします。ゆっくり戻して今度は、肘と肘をおでこの前でくっつけるようにして背中を丸め、肩甲骨と肩甲骨の間を開くようイメージします。ゆっくり戻して、これを3回繰り返します。

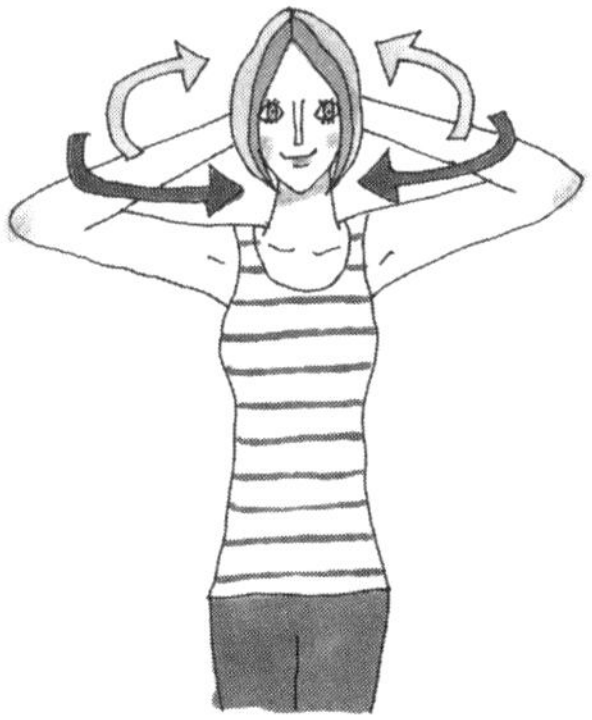

●お腹と背中の体操1

①仰向けに寝て両膝を立て、お腹の上で手を組みます。
②背中を持ち上げるようにして腹筋に力を入れ、首を起こして膝のてっぺんを見ながら、そのまま5秒数えます。
＊この時、首だけで膝を見ようとしたり、肘を使って身体を支えないようにしましょう。また、息を止めないように注意しましょう。どうしても息を止めてしまう方は、声に出して5秒数えましょう。
③ゆっくり戻し、これを3回繰り返します。

余裕のある方は、もうひとつ。

●お腹と背中の体操2

①仰向けに寝て両膝を立てます。この時、腕は身体の横に自然に置きます。
②膝から胸までが斜め一直線になるようにお尻を上げ、5秒数えます。
＊この時、息を止めないようにしましょう。どうしても息を止めてしまう方は、声に出して5

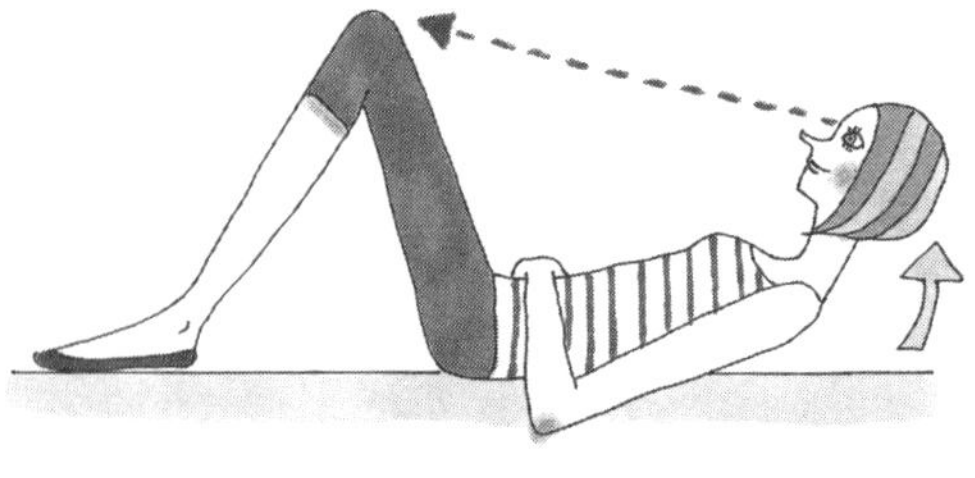

秒数えましょう。
③ゆっくり戻し、これを3回繰り返します。

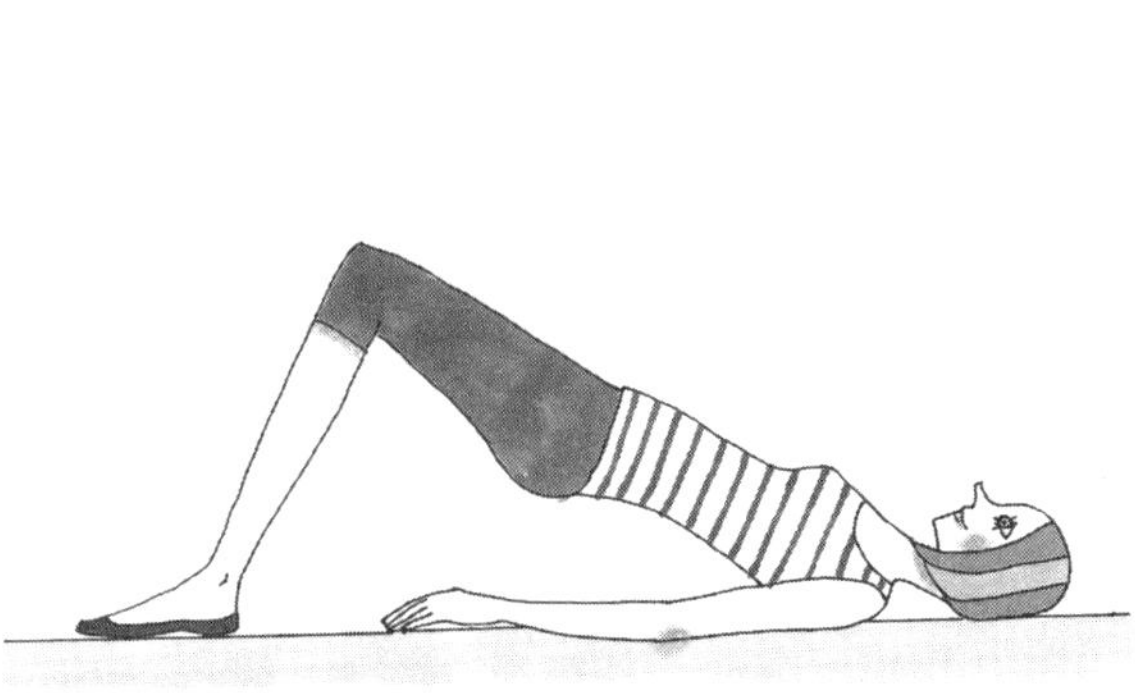

首の動養生

立ったまま行うと転倒の原因にもなりますので、必ず座って行ってください。首の凝りがある方、病院などで首を引っ張るリハビリをされていらっしゃる方におすすめの体操です。

●首の体操

①首をゆっくり前に倒し、３秒数えてからゆっくり戻します。後ろに倒し、同様に。これを2回繰り返します。

②首をゆっくり左に倒し、３秒数えてからゆっくり戻します。右も同様に。これを2回繰り返します。

③首をゆっくり左斜め前に倒し、３秒数えてからゆっくり戻します。これを2回繰り返します。右も同様に、2回繰り返します。

＊首の右後ろの筋肉や首の左後ろの筋肉が伸びていることを意識しましょう。

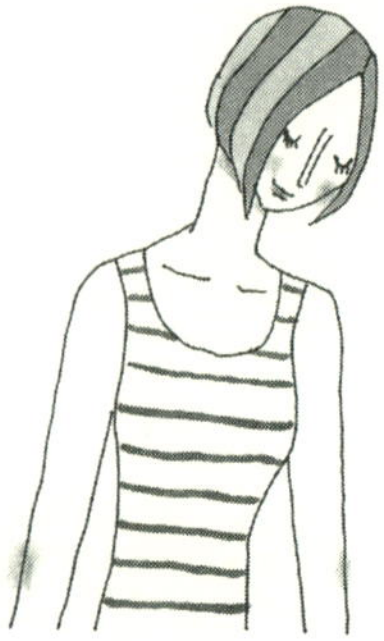

④首をゆっくり大きく、左まわりに2回、右まわりに2回まわします。
＊この時、肩が上がらないよう、注意しましょう。
⑤左耳の上の側頭部に左の手のひらを当てて押し、頭は左にずらすように抵抗を加え、5秒間、首の左側の筋肉に力を入れます。一度力を緩め、これを2回繰り返します。
右も同様に、2回繰り返します。

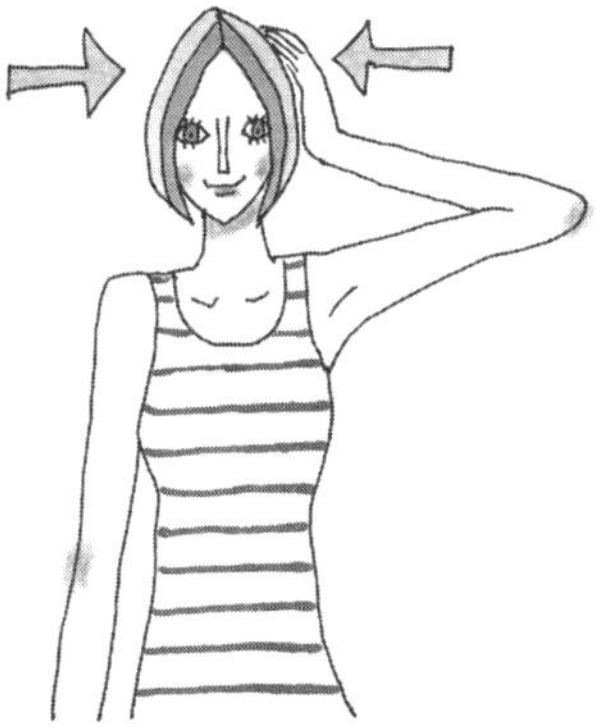

顔の動養生

座ったまま行う、しゃべりにくさや顔の筋肉のこわばりを改善する体操です。顔の筋肉のアンチエイジングにも役立ちます。

●顔の体操

①あ・え・い・お・うの順番で、口をゆっくり大きく開けます。
②目をぎゅっと閉じたり緩めたりします。
③ほっぺたをふくらませたり緩めたりします。
④舌を出したり引っ込めたりします。
⑤口を右に引いて、右の目を閉じます。左も同様に。
＊①〜⑤を各3回ずつ行います。

肩こりのための動養生

座ったまま、片方ずつ行います。

四十肩や五十肩で常に強い痛みのある方は、痛みが治まってからやってみてください。強い痛みの時期が過ぎて、ある角度だけ痛みがあるという方は、ゆっくり自分のペースでやってみてください。始める前に肩を少し温めてから行うのもおすすめです。

●肩こりのための体操

①片腕を伸ばしたままゆっくり前に上げ、目の前で一度止めて5秒数え、真上まで上げます。その後ゆっくり下げます。これを左右2回ずつ繰り返します。

＊この時、首や肩に力が入って肩が耳につかないように、肩を下げ、力を抜いて行ってください。

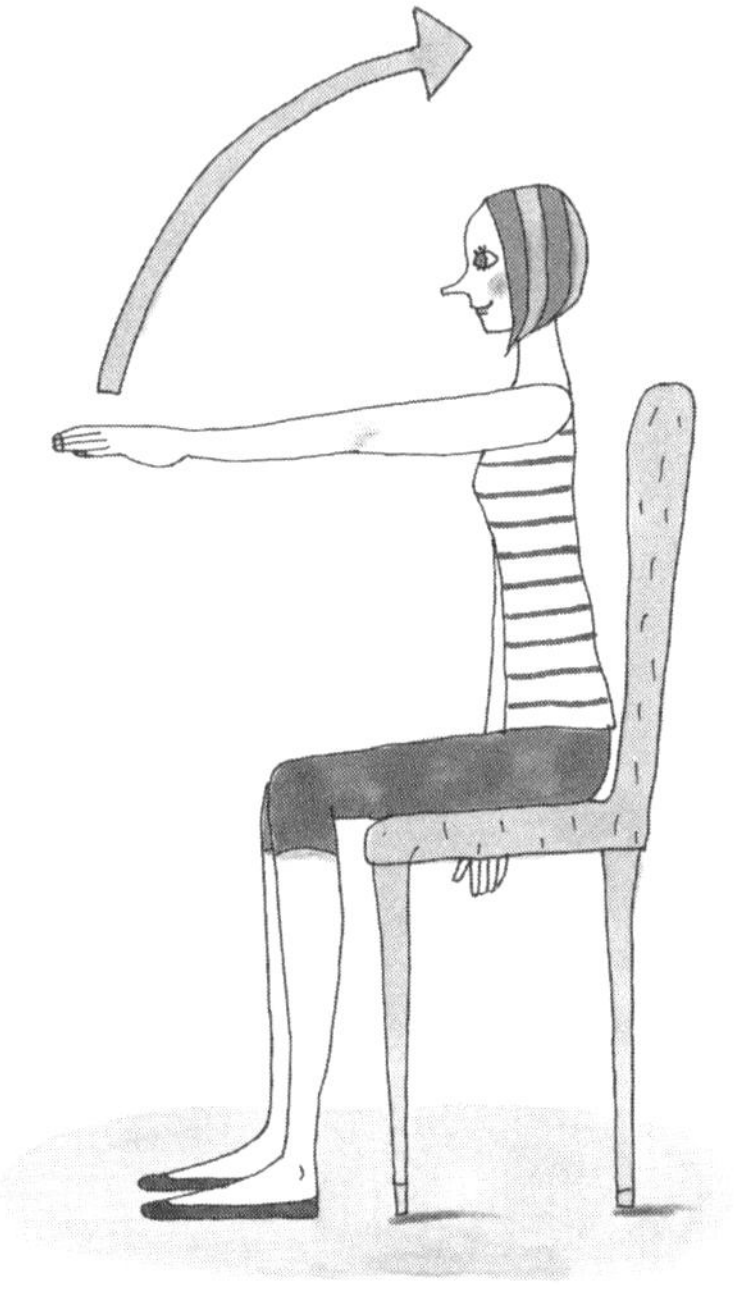

②片腕を伸ばしたままゆっくり腕を横に上げ、真横で一度止めて手のひらを上に向け、5秒数え、真上まで上げます。その後ゆっくり下げます。これを左右2回ずつ繰り返します。
＊この時、首や肩に力が入って肩が耳につかないように、肩を下げ、力を抜いて行ってください。
③腕を伸ばしたままゆっくり腕を後ろに上げ、5秒数えゆっくり下げます。これを左右2回ずつ繰り返します。
＊この時、身体が斜め前に倒れないようにしましょう。
④腕を曲げて腰の後ろに手の甲をつけ、5秒数えてからゆっくり戻します。余裕のある方は、手の甲がついたら背骨に沿って少し上にずらし、限界のところで止めて5秒数えてください。肩甲骨が触れたらかなり上級者です。片方ずつ左右とも行って

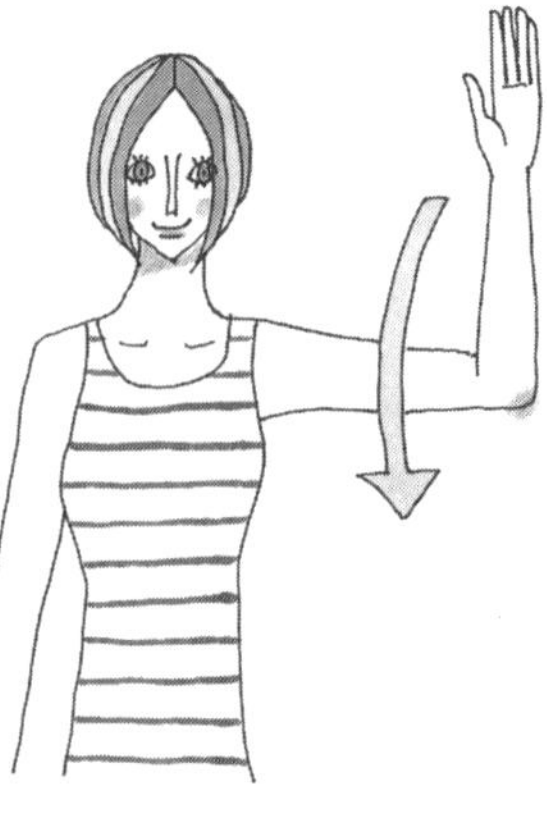

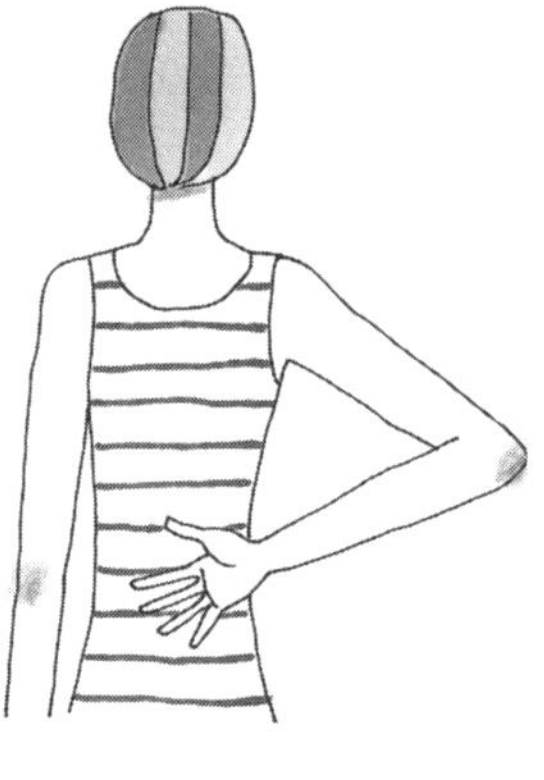

ください。

⑤腕を伸ばしたままゆっくり横に上げ、真横にきたら肘を曲げて手のひらを前に向けます。肘から手をゆっくり前に倒したり戻したりします。片方ずつ左右とも行ってください。

＊この時、肩上がらないように注意しながら、肘をきちんと横に張って行いましょう。

⑥ここまでやって痛みのない方は、後ろで手を組み、背中を反らせて肩甲骨と肩甲骨をくっつけるようイメージしながら5秒数え、ゆっくり戻します。

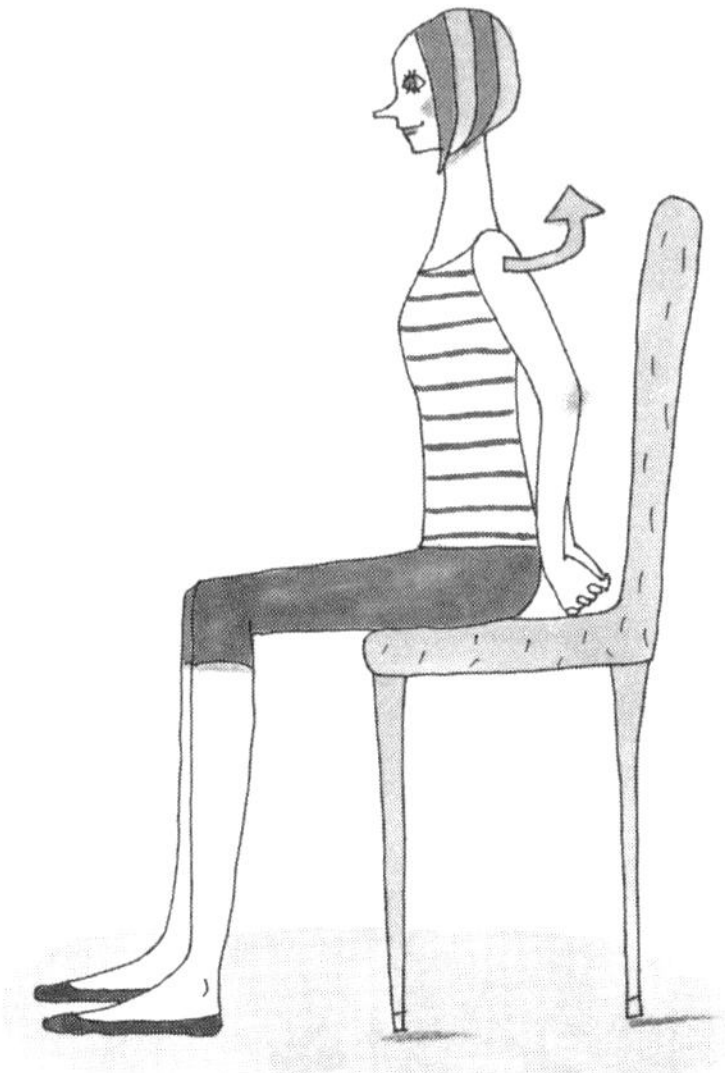

腰痛のための動養生

腰の筋肉を強化する体操です。病院で「腰の脊柱管狭窄症」と言われた方でもできる運動で、慢性の腰痛持ちやぎっくり腰予防にもおすすめです。ただし今現在ぎっくり腰で動けない方は、体操はやらずに安静にしてください。仰向けに寝て行う体操なので、固い床で腰や背骨をいためないよう、マットや座布団を敷いて行います。

●腰痛のための体操

①仰向けに寝て両膝を立てます。
②腰と床の隙間に、手のひらを下に向けて両手を入れ、お腹をへこませるようにして腰に力を入れます。
③腰で手を押しつぶしながら5秒数えた後、ゆっくり力を抜きます。
これを5回繰り返します。
＊この時、息を止めないようにしましょう。
④最後にゆっくり両膝を抱えて深呼吸します。

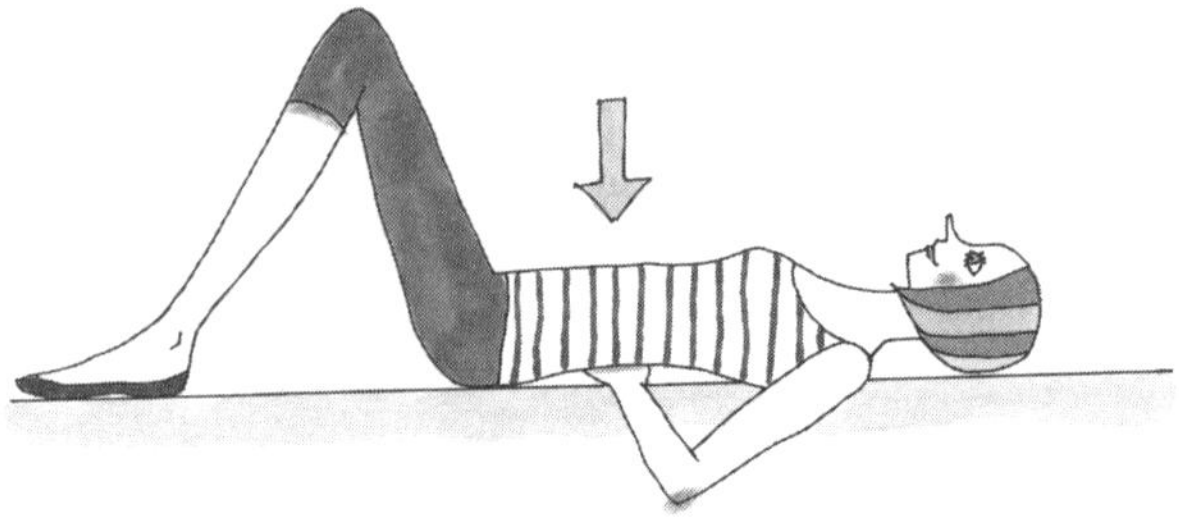

身体のゆがみを正す動養生

背骨や骨盤が気になる、という方におすすめの体操です。膝と手首に体重がかかるので、腱鞘炎で手首の痛みの強い時は無理に行わないように注意しましょう。膝に水が溜まっている方や、変形性膝関節症と言われた方は、膝に負担がかかるので行わないでください。

●身体のゆがみを正す体操

①四つ這いになり、左の腕と右の脚を上げてまっすぐ伸ばして5秒数え、ゆっくりと戻します。
左も同様に。
＊顔を上げて前を見ながらやるようにします。
②四つ這いのまま、右にお尻を振り限界のところで止めて5秒数え、ゆっくりと戻します。
左も同様に。
③四つ這いのまま背中を丸めて5秒数え、ゆっくり戻します。

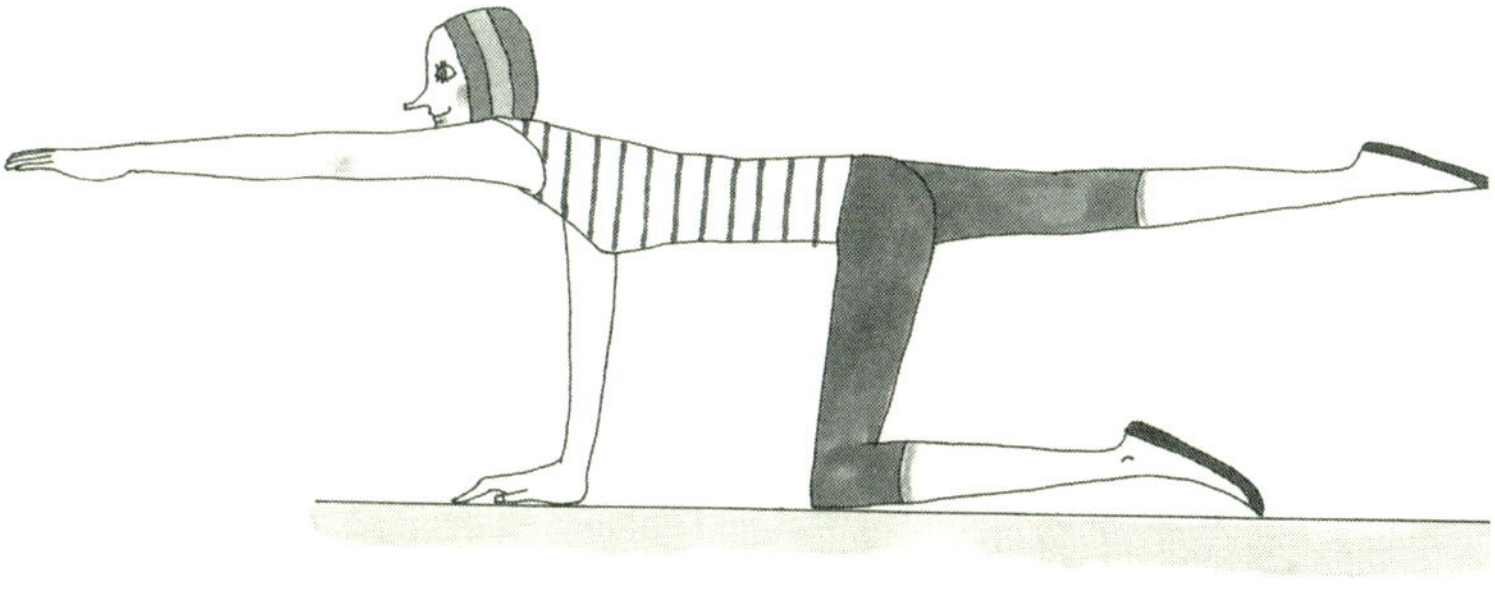

車いすの方のための動養生

車いすに座ったままできる体操です。前述の体操ができない状態の方は、この体操をイスに座ってゆっくりやってみてください。麻痺のある方は無理をせず、できる範囲で行いましょう。介助の方と一緒に行うのがおすすめです。

①手を組みます。

＊片麻痺のある方は、麻痺のない方の手指で麻痺側の手指をゆっくり広げながら組みます。難しかったら麻痺側の手首を持って行います。両麻痺のある方は無理のない程度で介助の方が支えて行ってください。

②組んだ手をゆっくり上にあげながら深呼吸をします。

＊肩に亜脱臼のある方は、少し持ち上げれば充分です。また、麻痺のある方は、急に組んだ手がほどけて勢いよく腕が落ちないよう、介助の方が気をつけてください。現在脱臼されている方は行わないでください。

③手首を片方ずつ回し、肘を片方ずつ、ゆっくり曲げたり伸ばしたりします。

＊片麻痺のある方は、麻痺側の手首や肘を、麻痺のない方の手でほんの少しゆっくり動かすだ

けでも大丈夫です。両麻痺のある方は介助の方が支えながら、ほんの少しゆっくり動かしてください。

④座ったまま足踏みをします。余裕のある方は腿まであげるよう、意識しましょう。

＊片麻痺のある方は、片方ずつ行います。麻痺側は、麻痺のない方の足で、麻痺側の足を少しだけ持ち上げるように動かし、足踏みをしているような感覚を意識をしましょう。

＊両麻痺のある方は、介助の方が足を少しだけ持ち上げて行います。

⑤座ったまま、片方ずつ膝をのばします。余裕のある方は足首を回したり、足首を立てて膝を伸ばし、脚を少しあげたまま3秒数えます。その後、ゆっくり戻しましょう。

＊片麻痺のある方は、麻痺側の足首を麻痺のない方の脚で支えながらほんの少しあげます。その時、膝を伸ばしているような感覚を意識をしましょう。

＊両麻痺のある方は、介助の方が脚を少しだけ持ち上げて行います。

⑥首を前後左右にゆっくり倒しては戻し、大きく首を回しましょう。

⑦余裕があれば、介助の方が股関節や腰、肩をさすって筋肉の緊張を和らげてあげましょう。

ポイントは、ご本人が動かせず介助の方が動かしても、その筋肉には刺激がいく…ということです。ご本人は「こんなふうに動かしている」というイメージを頭の中で意識しましょう。膝が曲がらなくても曲がっているイメージ、腕が上がらなくても上がっているイメージ。それだけでも十分、心と身体への刺激になっています。

痛みが強い場合は無理をしないように。無理をしてはゆる〜りゆるゆる体操の意味がなくなってしまいます。頑張り過ぎないように、今日もゆる〜りゆるゆる養生しましょう。

第5章

医食同源

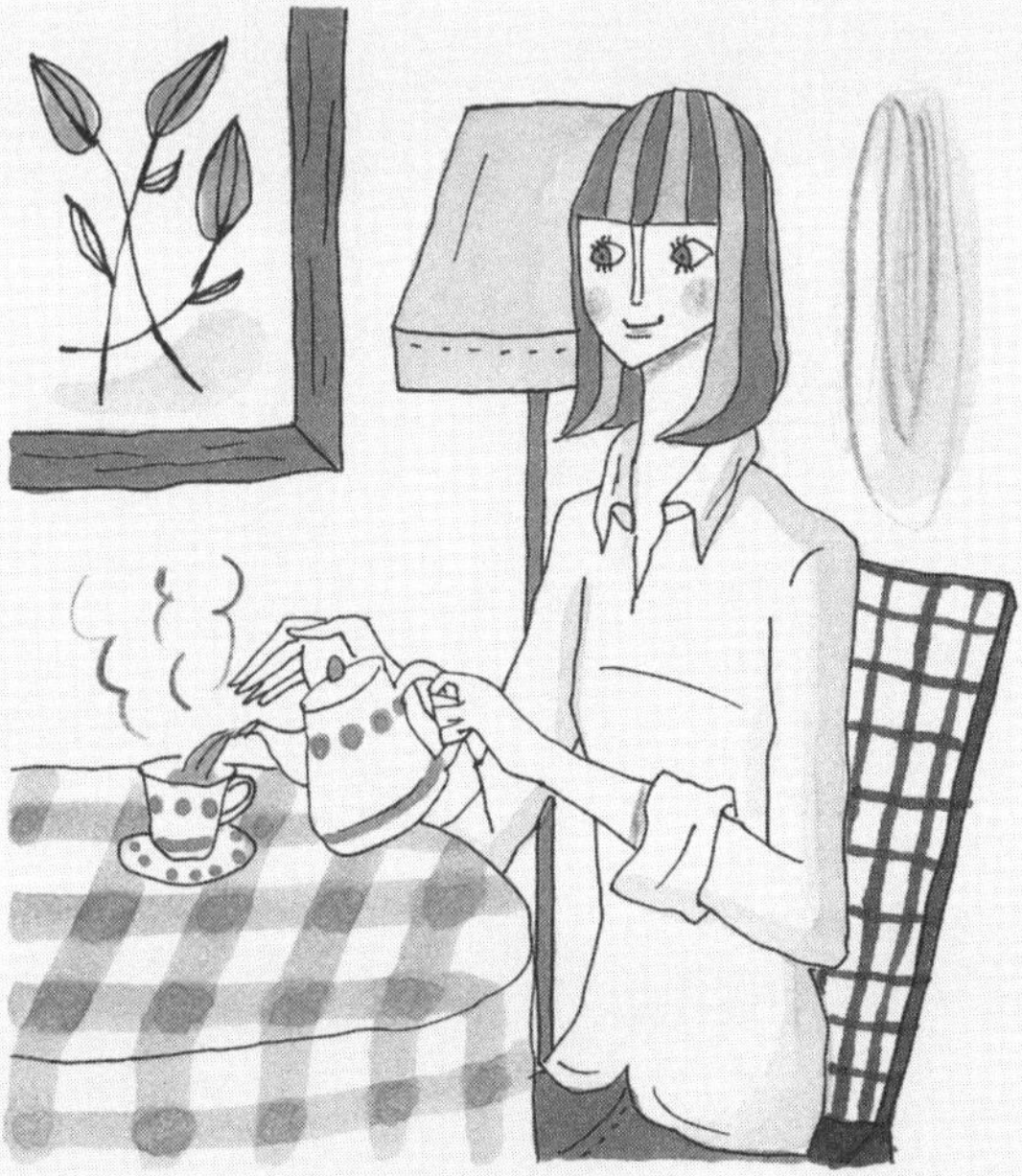

医食同源とは？

「医食同源」とは、「医も食も根本は同じ」という意味です。健康を保ち、生きることを養っていく＝養生するためには、医療も食事も同じくらい重要であり、日々の食事で病を予防・改善できる…という意味が含まれています。

薬膳について

医食同源に欠かせないのが「薬膳」です。薬膳の醍醐味は、季節や自分の体質、住んでいる地域の特産、その土地の旬のもの、症状に合った食材と栄養を考え料理することです。薬膳は大切な養生法のひとつ。この本の中で何度も出てきた「未病を治す」ことが薬膳の目的でもあります。

ちなみに、西洋医学的に考えてみると、たとえば、感覚神経上には辛味や温度、化学刺激のセンサーとして働くバニロイド受容体というものがあります。とうがらしのカプサイシン、こしょうのピペリン、しょうがのジンゲロールなどがこれを刺激することで熱を産生したり、末梢神経の循環を改善して鎮痛効果をもたらします。食べ物で未病を治すということが、決してまゆつばものではないことがわかりますね。

ここでは、みなさんがスーパーマーケットで買えるような食材を、日頃の食生活の中で体質や症状に合わせて利用できるよう紹介したいと思います。

五性《ごせい》

食材には「寒性《かんせい》」「涼性《りょうせい》」「温性《おんせい》」「熱性《ねっせい》」「平性《へいせい》」5つの性質（五性）があります。

1. 寒性《かんせい》

身体を冷やす性質です。寒性の食材は、体内の熱をさまし、水《すい》を補う効果があります。熱がある、のどが乾きやすい、便秘症、イライラするなど、身体に熱がこもった状態の時に役立ちます。陰の性質を持ちます。

ちなみに、怒った時に「頭に血がのぼる」といいますが、これは上熱《じょうねつ》といって、身体の上部に熱を帯びた血がのぼり、イライラや頭痛、首肩こりや目を充血を引き起こしているのです。

2. 涼性《りょうせい》

身体を少し冷やす性質です。寒性ほどは冷やさず、身体のほてりをさまし、水《すい》を補う効果があります。微熱やのぼせ、上熱下寒《じょうねつげかん》という身体の上部はほてり下部は冷えるという状態の時や、身体の一部（手のひらや足の裏）に熱感がある時などに役立ちます。陰の性質を持ちます。

3. 温性《おんせい》

身体を温める性質です。気《き》と血《けつ》の循環を改善する効果があります。手足の冷えや、冷えてお腹のゆるい時、筋肉の凝りがある時などに役立ちます。陽の性質を持ちます。

4. 熱性《ねっせい》

身体を熱する性質です。温性よりさらに温める力が強く、気《き》と血《けつ》の循環を改善する効果があります。冷え症、冷えによる痛みや頭痛、首肩こり、冷えによる下痢、生理痛の激しい時になど役立ちます。陽の性質を持ちます。

5. 平性《へいせい》

全部の性質の調和をとり、寒や熱には属しません。陰と陽のバランスを保つ役割をします。

六味《ろくみ》

食材には「酸味《さんみ》」「苦味《くみ》」「甘味《かんみ》」「辛味《しんみ》」「鹹味《かんみ》」「淡味《たんみ》」6つの味（六味）があります。

●1.酸味《さんみ》

酸っぱい味と渋い味（えぐみ）のことを指します。酸味は五臓に当てはめると肝の症状、季節に当てはめると春、外邪に当てはめると風邪《ふうじゃ》と関わりがあります。

春になると風邪《かぜ》をひきやすかったり、肝《かん》の気が上昇してのぼせやめまいが起きやすくなりますが、酸味はこれを抑えてくれます。ただし、酸味の摂り過ぎは肝自体を傷め、症状を悪化させるので、十分に注意しましょう。

【食材例】レモン、酢

●2.苦味《くみ》

苦い味を指します。苦味は五臓に当てはめると心の症状、季節に当てはめると夏、外邪に当てはめると熱邪《ねつじゃ》と関わりがあります。

夏は、体内に熱を貯めやすく、熱くなった血《けつ》の流れが増え、心《しん》の働きが過剰になりますが、苦味はこれを抑えてくれます。ただし、苦味の摂り過ぎは心自体を傷め、症状を悪化させるので充分に注意しましょう。

【食材例】ゴーヤ、茶葉

3. 甘味《かんみ》

甘い味を指します。甘味は五臓に当てはめると脾・胃の症状、季節に当てはめると梅雨、外邪に当てはめると湿邪《しつじゃ》と関わりがあります。

梅雨の時期は、水分を身体に貯めやすく、脾《ひ》・胃《い》に影響して下痢や胃もたれ、食欲不振の原因になりますが、甘味はこれを緩和してくれます。ただし、甘味の摂り過ぎは脾・胃自体を傷め、症状を悪化させるので充分に注意しましょう。

【食材例】穀類、果物

4. 辛味《しんみ》

辛い味を指します。辛味は五臓に当てはめると肺の症状、季節に当てはめると秋、外邪に当てはめると燥邪《そうじゃ》と関わりがあります。

秋は、咳風邪をひきやすく、肺《はい》に負担がかかり、乾いた咳や皮膚の乾燥、喉の渇きや、渇きによる便秘の症状が出ますが、辛味はこれを緩和してくれます。ただし、辛味の摂り過ぎは肺自体を傷め、症状を悪化させるので充分に注意しましょう。

【食材例】ねぎ、唐辛子

●5. 鹹味《かんみ》

塩辛い味を指します。鹹味は五臓に当てはめると腎の症状、季節に当てはめると冬、外邪に当てはめると寒邪《かんじゃ》と関わりがあります。

冬は、気《き》・血《けつ》・水《すい》が停滞しやすく、生命の活動をつかさどる腎にも負担をかけますが、鹹味はこれを緩和してくれます。ただし、鹹味の摂り過ぎは腎《じん》自体を傷め、症状を悪化させるので充分に注意しましょう。

【食材例】海藻、塩

●6. 淡味《たんみ》

甘くも辛くもなく淡白な味を指します。淡味はほかの味の調和をとります。五臓に当てはめると脾・胃の症状、季節に当てはめると梅雨、外邪に当てはめると湿邪《しつじゃ》と関わりがあります。

梅雨の時期は、水《すい》が停滞しやすく、むくみの原因にもなりますが、淡味はこれを緩和し排出してくれます。ただし、淡味の摂り過ぎは脾《ひ》・胃《い》自体を傷め、症状を悪化させるので充分に注意しましょう。

【食材例】とうもろこし、冬瓜

配伍《はいご》

食材は通常組み合わせて使いますが、その組み合わせには様々な関係性（配伍《はいご》）があります。

●1. 単独で使用する「単行《たんこう》」

【食材例】梅干し、やき栗、焼きいも

●2. 同じ働きの食材を一緒に使うことで効果がパワーアップする「相須《そうす》」

【食材例】「にんじん×じゃがいも」「しいたけ×じゃがいも」「ぶどう×ライチ」「梨×百合根」

●3．片方の食材がもう片方の食材の効果を強め、サポートする「相使《そうし》」

【食材例】「鶏肉×じゃがいも」「しょうが×じゃがいも」「柑橘類×しょうが」「黒糖×しょうが」「冬瓜×あずき」

●4．片方の食材がもう片方の食材の毒消しをしたり副作用を抑える「相殺《そうさい》」

【食材例】「魚×大根」「魚×しょうが」「魚×わさび」「魚×酢」「魚×山椒」「魚×しそ」「鶏肉×レモン」「鶏肉×ねぎ」「肉×こしょう」「いんげん×にんにく」

●5．片方の食材の毒性がもう片方の食材によって緩和される「相畏《そうい》」

＊4の相殺を反対から見た状態をいいます。

●6．一緒に使用することで、共にその食材の効果をなくしてしまう「相悪《そうお》」

【食材例】「大根×にんじん」「きゅうり×果物」「大根×山芋」「ゆで卵×ほうれん草」「たこ×わらび」「あさり×松茸」「きゅうり×こんにゃく」「豆腐×ほうれん草」「里芋×ヨーグルト」「玄米×こんにゃく」「油揚げ×たけのこ」「小松菜×たけのこ」

「鮎×ごぼう」「チーズ×枝豆」「チーズ×ピーナッツ」

●7．一緒に使用すると副作用が出る「相反《そうはん》」

【食材例】「柿×お茶」「柿×かに」
「さつまいも×ごぼう」「さつまいも×バナナ」「さつまいも×大豆」

これらを「配合七情《はいごうしちじょう》」といいますが、毎日の食生活ですべての食材を考えながら調理するのは不可能です。そこで、同じ働きをする食材をチェックし効果をパワーアップしたり、できるだけ逆の働きをする食材を同じメニューには使わないようにしてみるなど、簡単なところから、楽しくゆるゆると始めてみましょう。

前述の相悪《そうお》や相反にあたる食材でも、副作用は、便秘やお腹の張り、冷え、片方の栄養素の吸収を悪くする…など、一般的には命に関わるものではありません。効果や作用のほどは別として、決して食物が身体に「毒」となるのではなく、美味しくいただくことはできますのでご安心を（特定の疾患がありその食材を食べられない場合は、使用しないでください）。

養生としての薬膳は、偏った考え方で必死にやるのではなく、まずは普段の食生活に少しだけ取り入れる感じで、無理せずほっこり、気楽に＝気を楽にして行うのがおすすめです。

タイプ別：とるとよい食材例

●1．元気不足タイプ（気虚《ききょ》）

【肉類】牛肉、鶏肉、羊肉
【魚介類】かつお、まぐろ、鮭、えび、うなぎ、いわし、さば、あじ、ぶり
【穀類】ライ麦、もち米、うるち米、大麦、小麦
【芋類】里芋、山芋、さつまいも、じゃがいも
【豆類】空豆、大豆、あずき
【野菜】かぼちゃ、きゃべつ、にんじん、れんこん、だいこん、きのこ類全般、いんげん、にら、玉ねぎ、にんにく、とうもろこし、しょうが、みょうが、パクチー、しそ、アスパラガス、長ねぎ、かぶ、よもぎ
【果物】桃、みかん、いちじく、ぶどう、ざくろ、いちご、さくらんぼ、ぶどう
【木の実・香辛料】くるみ、なつめ、栗、ごま、こしょう、山椒、シナモン
【その他】はちみつ、黒砂糖、牛乳

●2. 血液不足タイプ（血虚《けっきょ》）

【肉類】レバー、鶏肉、牛肉の赤身、

【魚介】いか、たこ、かつお、まぐろ、鮭、いわし、さば、あじ、ぶり、あわび、しじみ、あさり、牡蠣

【海草類】わかめ、ひじき

【穀類】黒米、玄米、もち米

【芋類】紫いも

【豆類】あずき、黒豆

【野菜】かぼちゃ、にんじん、ほうれんそう、小松菜、れんこん、せり、にら、黒きくらげ

【果物】ぶどう、いちご、レーズン、プルーン、桃、ブルーベリー、ざくろ、いちじく

【木の実・香辛料】ピーナッツ、クコの実、ごま、くるみ、アーモンド、なつめ、松の実

【その他】黒酢、鶏卵、牛乳

3. 水分不足タイプ（陰虚《いんきょ》）

【肉類】鶏肉、豚肉、鴨肉

【魚介類】あわび、牡蠣、あさり、はまぐり、ほたて、くらげ、いか、たこ

【穀類】大麦、黒米、白米

【芋類】山芋、里芋、じゃがいも

【豆類】大豆、黒豆

【野菜】すいか、小松菜、アスパラガス、オクラ、冬瓜、百合根、せり、セロリ、だいこん、クレソン、トマト、ゴーヤ、ほうれんそう、ズッキーニ、きゅうり、レタス、白きくらげ

【果物】桃、いちご、ぶどう、柿、梨、みかん、ライチ、レモン、バナナ、りんご、キウイ、パイナップル、びわ、アボカド、梅

【木の実・香辛料】松の実、ごま、クコの実、ピーナッツ、くるみ、ミント

【その他】鶏卵、牛乳、はちみつ

●4．冷え冷えタイプ（陽虚《ようきょ》）

【肉類】羊肉、レバー、鶏肉、牛肉
【魚介類】えび、うなぎ、鮭、あじ、いわし、たら
【穀類】もち米、玄米
【芋類】さつまいも、じゃがいも、山芋
【豆類】大豆、黒豆、空豆
【野菜】小松菜、アスパラガス、かぼちゃ、にんじん、だいこん、ごぼう、れんこん、にら、にんにく、玉ねぎ、らっきょう、しょうが、長ねぎ、みょうが、とうがらし、ピーマン、パクチー、しそ、よもぎ
【果物】ざくろ、桃、さくらんぼ、あんず
【木の実・香辛料】くるみ、アーモンド、クコの実、なつめ、栗、こしょう、山椒、松の実、シナモン、ウコン、フェンネル、クローブ、紅花
【その他】黒砂糖、酢、酒

●5. 血行不良タイプ（瘀血《おけつ》）

【肉類】鶏肉
【魚介類】さんま、さば、あじ、いわし、にしん、鮭、かつお、まぐろ
【海草類】ひじき、のり、わかめ、こんぶ
【穀類】雑穀米
【芋類】ジャガイモ
【豆類】あずき、黒豆
【野菜】黒きくらげ、きのこ類全般、にんにく、にら、玉ねぎ、長ねぎ、しょうが、だいこん、はくさい、きゃべつ、セロリ、チンゲンサイ、れんこん、オクラ、クレソン、ズッキーニ、ししとう、しそ、にんじん、らっきょう、トマト、なす、ピーマン、パセリ、ほうれんそう
【果物】ブルーベリー、桃
【木の実・香辛料】くるみ、アーモンド、ウコン、サフラン
【その他】黒砂糖、黒酢

●6. 気詰まりタイプ（気滞《きたい》）

【肉類】鶏肉、レバー

【魚介類】いか、たこ、あさり、しじみ

【穀類】小麦、蕎麦、白米、玄米

【芋類】（…少し控えめに）

【豆類】（…少し控えめに）

【野菜】三つ葉、ほうれんそう、しょうが、にんにく、だいこん、かぶ、にんじん、セロリ、玉ねぎ、長ねぎ、にら、みょうが、らっきょう、たけのこ、ゴーヤ、春菊、パクチー、しそ、パセリ、オクラ、ピーマン

【果物】オレンジ、レモン、みかん、ゆず、グレープフルーツ、パイナップル

【木の実・香辛料】こしょう、クコの実、なつめ、ローズマリー、フェンネル、バジル、ミント、ウコン、ジャスミン

【その他】酢

7．代謝不良タイプ（水滞《すいたい》）

【肉類】鴨肉、豚肉、鶏肉
【魚介類】あさり、しじみ、はまぐり、さんま、いわし
【海草類】のり、わかめ、こんぶ、ひじき
【穀類】はと麦、雑穀類
【芋類】山芋、里芋、じゃがいも
【豆類】大豆、空豆、あずき、緑豆、枝豆
【野菜】たけのこ、レタス、はくさい、だいこん、ごぼう、アスパラガス、すいか、冬瓜、きゅうり、ゴーヤ、もやし、とうもろこし、にんにく、玉ねぎ、長ねぎ、赤ピーマン、ブロッコリー、うど
【果物】さくらんぼ、いちご、ぶどう、メロン、バナナ、キウイ、梨、パイナップル
【木の実・香辛料】山椒、こしょう、シナモン
【その他】鶏卵

外邪《がいじゃ》による症状を緩和する食材例

「外邪」とは、寒さや暑さ、湿気や乾燥、そして病気の原因となる物質のことです。それぞれの外邪により出てくる症状に特徴があり、その症状を緩和するのに役立つ食材があります。

●1．風邪《ふうじゃ》緩和

【肉類】豚肉、レバー、鶏肉
【魚介類】白身魚
【穀類】白米
【芋類】じゃがいも
【豆類】ひよこ豆
【野菜】しょうが、ねぎ、ジャガイモ、ピーマン、ブロッコリー、にんじん、だいこん、にんにく、にら、しそ、みょうが、パクチー、うど、しいたけ、まいたけ
【果物】さくらんぼ、みかん、レモン、オレンジ、グレープフルーツ、

風邪緩和の食材
＜こんな症状に効果的＞
悪寒、発熱、頭痛、冷え、筋肉痛、関節痛、熱による首・肩の凝り、食欲不振など

きんかん、梨、りんご
【木の実・香辛料】クコの実、なつめ、松の実、シナモン、ミント、クズ、こしょう
【その他】鶏卵

2. 熱邪《ねつじゃ》・暑邪《しょじゃ》緩和

【肉類】豚肉、鶏肉
【魚介類】カニ、はまぐり
【海草類】わかめ、こんぶ、のり
【穀類】大麦、小麦、蕎麦
【芋類】長芋
【豆類】枝豆、空豆、緑豆、あずき、大豆
【野菜】ゴーヤ、ズッキーニ、きゅうり、トマト、はくさい、セロリ、すいか、だいこん、レタス、なす、みょうが、冬瓜、たけのこ
【果物】アボカド、バナナ、キウイ、りんご、レモン、梨、いちご、ゆず、柿、みかん、オレンジ、マンゴー、パイナップル

熱邪・暑邪緩和の食材
<こんな症状に効果的>
発熱、頭痛、ほてり、のぼせ、のどの渇き、目の渇きや充血、皮膚の乾燥、便秘、イライラなど

【木の実・香辛料】ミント、くちなし
【その他】緑茶、どくだみ茶、笹の葉茶、タンポポ茶、鶏卵、白砂糖

●3. 湿邪《しつじゃ》緩和

【肉類】鴨肉、豚肉、鶏肉
【魚介類】あさり、しじみ、はまぐり、さんま、いわし
【海草類】のり、わかめ、こんぶ、ひじき
【穀類】はと麦、雑穀類
【芋類】山芋、里芋、じゃがいも
【豆類】大豆、空豆、あずき、緑豆、枝豆
【野菜】たけのこ、レタス、はくさい、だいこん、ごぼう、アスパラガス、すいか、冬瓜、きゅうり、ゴーヤ、もやし、とうもろこし、にんにく、玉ねぎ、長ねぎ、赤ピーマン、ブロッコリー、うど
【果物】さくらんぼ、いちご、ぶどう、メロン、バナナ、キウイ、梨、パイナップル

湿邪緩和の食材
＜こんな症状に効果的＞

むくみ、下痢、胃もたれ、食欲不振、吐き気、めまい、痰のからんだ咳、だるさなど

【木の実・香辛料】山椒、こしょう、シナモン
【その他】鶏卵

●4．燥邪《そうじゃ》緩和

【肉類】鶏肉、豚肉、鴨肉
【魚介類】あわび、牡蠣、あさり、はまぐり、ほたて、くらげ、いか、たこ
【穀類】大麦、黒米、白米
【芋類】山芋、里芋、じゃがいも
【豆類】大豆、黒豆
【野菜】すいか、小松菜、アスパラガス、オクラ、冬瓜、百合根、せり、セロリ、だいこん、クレソン、トマト、ゴーヤ、ほうれんそう、ズッキーニ、きゅうり、レタス、白きくらげ
【果物】桃、いちご、ぶどう、柿、梨、みかん、ライチ、レモン、バナナ、りんご、キウイ、パイナップル、びわ、アボカド、梅
【木の実・香辛料】松の実、ごま、クコの実、ピーナッツ、くるみ、ミント

燥邪緩和の食材
＜こんな症状に効果的＞
便秘、のどの渇き、皮膚の乾燥、かわいた咳など

【その他】鶏卵、牛乳、はちみつ

●5. 寒邪緩和《かんじゃ》

【肉類】羊肉、レバー、鶏肉、牛肉
【魚介類】えび、うなぎ、鮭、あじ、いわし、たら
【穀類】もち米、玄米
【芋類】さつまいも、じゃがいも、山芋
【豆類】大豆、黒豆、空豆
【野菜】小松菜、アスパラガス、かぼちゃ、にんじん、だいこん、ごぼう、れんこん、にら、にんにく、玉ねぎ、らっきょう、しょうが、長ねぎ、みょうが、とうがらし、ピーマン、パクチー、しそ、よもぎ
【果物】ざくろ、桃、さくらんぼ
【木の実・香辛料】くるみ、アーモンド、クコの実、なつめ、栗、こしょう、山椒、松の実、紅花、ウコン、シナモン、フェン

寒邪緩和の食材
<こんな症状に効果的>

冷え、冷えによる身体の痛みや凝り、頭痛、しもやけ、むくみ、汗をかきにくいなど

ネル、クローブ

【その他】黒砂糖、酢、酒

＊小麦や蕎麦、ナッツやスパイス、特定の果物や野菜などに強いアレルギーがある方は、いくら元の体質に合う食材や症状に合う食材でも使用しないこと。アレルギーの症状が悪化すると、皮膚がただれたり、呼吸困難になったり、ひどい時は死に至ることもあります。

＊ハンノキ、ブタクサ、カモガヤなどの花粉にアレルギーがある方は、果物や野菜でアレルギーが出る場合があるので、注意が必要です。

＊さらに次のような食材には、クロムやニッケル、コバルトなどの自然に存在する金属類がごく微量含まれています。金属アレルギーのある方は注意しましょう。

【肉類】牛肉

【魚介類】いわし、さば、あわび、あさり、はまぐり

【海草類】こんぶ、わかめ

【野菜】たけのこ、もやし
【豆類】枝豆、あずき、空豆
【木の実・香辛料】アーモンド、ココナッツ、ピーナッツ、くるみ、ごま、クローブ
【その他】小麦胚芽、米ぬか、味噌、えごま、玄米、納豆、チーズ、ココア、チョコレート

スーパーで買える食材で薬膳茶を作ってみよう

薬膳茶と聞くと構えてしまいがちですが、普通に急須やティーポットで入れていただくお茶と変わりありません。

通常、煎じて飲む漢方薬は、お湯が半分になるまで煮出して…とありますが、これは生薬を薬として飲む時の飲み方。ここでは日常使用する「食材」を使った、毎日飲める「食のお茶」なので、特別な事と考えず、急須やティーポットにベースとなるお茶と食材を入れてお湯を入れ、数分おいて養分を浸出させ、飲みたい時にほっこりゆっくり飲みましょう。

好みや症状により、お茶や入れる食材の組み合わせを考案して楽しみましょう。

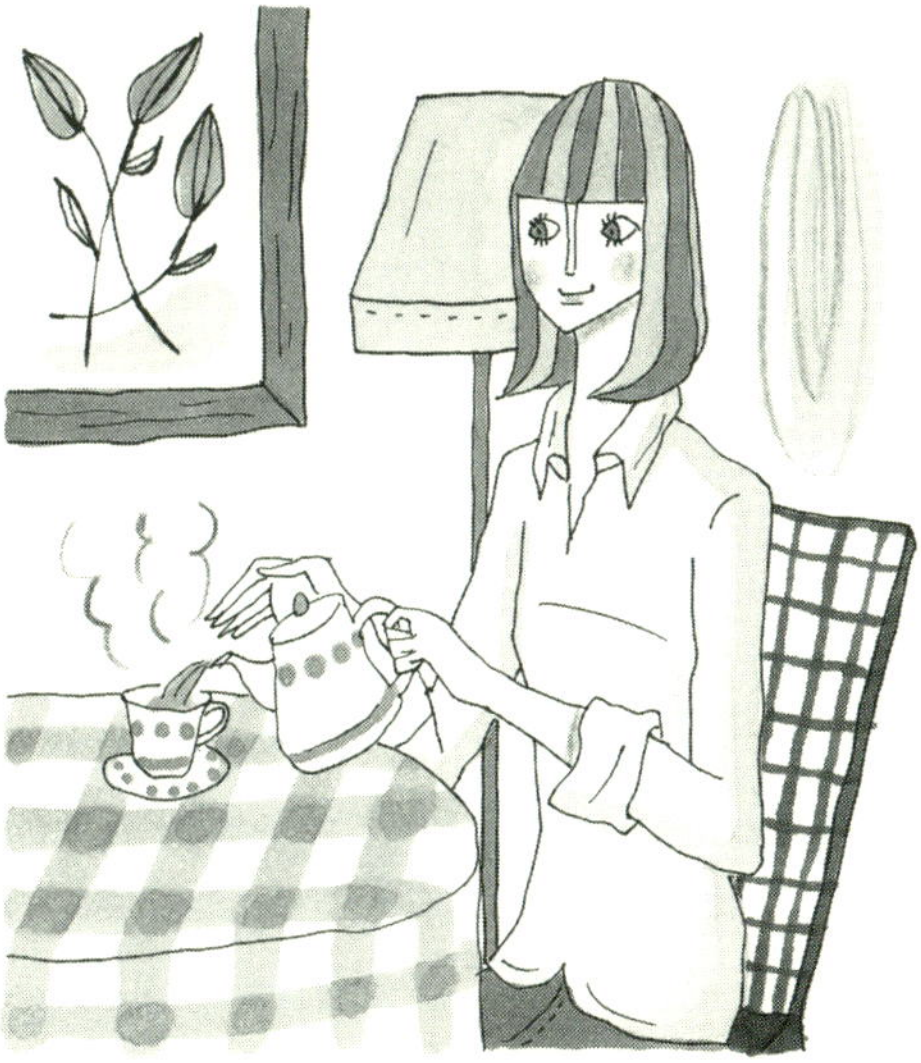

緑茶ベースの薬膳茶

【ブレンド1】　緑茶＋レモン（無農薬の皮か実）＋ミント（葉）
【ブレンド2】　緑茶＋夏みかん（無農薬の皮か実）＋クズ（粉）

【作り方】

急須またはティーポットに各食材を適宜入れ、お湯を注ぎ、3分ほどおいてからいただきます。
レモンや夏みかんの皮は、うすく削いで入れ、実を使用する場合は皮袋から出して入れます。ミントの葉は、香りが出やすいようにちぎって入れましょう。
クズはお茶をカップに注いでから入れて溶かします。

緑茶ベースの薬膳茶
＜こんな症状に効果的＞

上半身の熱、ほてり、のぼせ、目の充血、のどの渇き、気詰まり、消化不良、風邪の予防、発汗促進、口臭、アンチエイジング、がんの予防、虫歯の予防

ほうじ茶ベースの薬膳茶

【ブレンド1】　ほうじ茶＋豆乳（または牛乳）＋黒砂糖
【ブレンド2】　ほうじ茶＋黒豆（炒ったもの）＋クコの実

【作り方】

急須またはティーポットに各食材を適宜入れ、お湯を注ぎ、3分ほどおいてからいただきます。

＊むくみが気になる方は豆乳を、乾燥が気になる方は牛乳を使用しましょう。

ほうじ茶ベースの薬膳茶
＜こんな症状に効果的＞

悪寒、冷え、むくみ、食欲不振、のどの渇き、元気不足、気詰まり、疲労、ストレス、不眠

麦茶ベースの薬膳茶

【ブレンド1】 麦茶+はと麦+レーズン(ドライフルーツ)
【ブレンド2】 麦茶+とうもろこし(乾燥した実かヒゲ)+ごま(炒ったもの)

【作り方】

急須またはティーポットに各食材を適宜入れ、お湯を注ぎ、3分ほどおいてからいただきます。

＊はと麦がない場合は、はと麦茶を利用しましょう。
＊むくみや尿の出が悪い場合は、とうもろこしのヒゲを使いましょう。
＊麦茶のかわりにルイボスティーでも美味しくできます。

麦茶ベースの薬膳茶
<こんな症状に効果的>

上半身の熱、ほてり、のぼせ、のどの渇き、むくみ、夏バテ、血流改善、アンチエイジング

烏龍茶ベースの薬膳茶

【ブレンド1】 烏龍茶+りんご(無農薬の皮か実)+プルーン(ドライフルーツ)
【ブレンド2】 烏龍茶+しそ(葉)+梅干し(実)

【作り方】

急須またはティーポットに各食材を適宜入れ、お湯を注ぎ、3分ほどおいてからいただきます。
しその葉は香りが出やすいように、ちぎって入れましょう。梅干しは柔らかい実を少々ちぎって入れます。

烏龍茶ベースの薬膳茶
<こんな症状に効果的>

血行不良、二日酔い、脂肪分解、肥満の予防、消化不良、のどの渇き、むくみ、元気不足、便秘

紅茶ベースの薬膳茶

【ブレンド1】　紅茶＋桃（無農薬の実）＋はちみつ

【ブレンド2】　紅茶＋しょうが（擦ったもの）＋黒砂糖

【作り方】


急須またはティーポットに各食材を適宜入れ、お湯を注ぎ、3分ほどおいてからいただきます。

桃の実は浮かべて後で食べてもよいですし、しょうがは繊維が気になるようでしたら、絞り汁を入れましょう。

> **烏龍茶ベースの薬膳茶**
> **<こんな症状に効果的>**
>
> 血行不良、二日酔い、脂肪分解、肥満の予防、消化不良、のどの渇き、むくみ、元気不足、便秘

コーヒーベースの薬膳茶

【ブレンド1】　コーヒー＋シナモン（スパイス）＋ラズベリー（生または冷凍）

【ブレンド2】　コーヒー＋クローブ（スパイス）＋オレンジ（無農薬の皮か実）

【作り方】


ティーポットに各食材を適宜入れ、お湯を注ぎ、3分ほどおいてからいただきます。シナモンの粉も直接振り入れるのではなく、ポットに入れて漉します。

ラズベリーは、生または冷凍の実をポットに入れて使用します。

オレンジの皮は、うすく削いで入れ、実を使用する場合は皮袋から出して入れます。

> **コーヒーベースの薬膳茶**
> **<こんな症状に効果的>**
>
> むくみ、冷え、動悸、眠気、元気不足、無気力、疲労、尿の出が悪い、ストレス、気詰まり、がんの予防

ちょっとひと手間プラスするだけ。簡単薬膳

薬膳茶を楽しんだら、次は簡単薬膳に挑戦してみましょう。
家で薬膳の火鍋を作れなくても、生薬を詰めて参鶏湯を作れなくても、自分の体質や症状に合う、食材の調和や効果を考えながら作る食事も、薬膳の楽しみのひとつです。

まずは初めの一歩、簡単なことから始めましょう。料理家ではないので、複雑な凝った料理を作る必要はありません。また薬膳というと、どうしても独特な薬のような匂いの食事を思い浮かべますが、せっかくなら美味しいものを食べたいですよね。

時間のある時には、体質や症状に合う食材、そして好きな食材も使って、いろいろ工夫して作ってみましょう。今食べたいと思うものは、今の身体に必要なもので、身体に合っていればそれは美味しく感じるといわれます。それは漢方薬も同じで、漢方薬はまずくて苦いと思われがちですが、自分の身体に合っている漢方薬をのむと美味しく感じるといわれます。

まずは食べたいと感じる食材をベースにして考えてみましょう。薬膳は、煮る、茹でる、蒸

す、炒める、焼くなどの調理方法によって薬効を効果的に引き出しますが、ここで紹介するのは、料理が下手な私でもできる簡単で美味しいレシピです。そのままはもちろん、サラダにのせたり、パスタと絡めたり、パンに挟んだり、餃子の皮に包んで焼いたり、おかずに添えたりと、いろいろ活用できます。

オクラとトマトのスープ

【材料・2人分】

オクラ……4本　（食欲増進、整腸）
玉ねぎ……半分　（食欲増進、消化促進、冷えの改善、寒邪の症状緩和）
プチトマト……4個　（のどの渇きを癒やす、食欲増進、消化促進、燥邪の症状緩和）
魚か野菜のブイヨン*……カップ2
黒こしょう……適宜　（冷えの改善、食欲増進、寒邪の症状緩和）
海塩……適宜　（解毒）
クズ（クズの粉を少量のお湯で溶かしたもの）……小さじ2
（汗を出す、のどの渇きを癒やす、風邪・燥邪・熱邪・暑邪の症状緩和）

【作り方】

オクラはぶつ切り、玉ねぎは薄いくし型切り、プチトマトは半分に切り、煮立ったブイヨンの中に入れて3分煮ます。黒こしょうと海塩で味を整えた後、クズの粉を溶かしたものを入れて混ぜてできあがり。

○ わずかにとろみのついた身体に優しいスープです。
*ブイヨンは、調理段階で出た野菜の皮や芯、根っこを煮出して作る「ベジブロス」を作ってみましょう。栄養もたくさん摂れて、一石二鳥です。多めに作って冷凍保存したり、ゼラチンで固めて餃子や小籠包などに入れて使用しても。魚の骨をあら汁として煮出して作るブイヨンもおすすめです。

アボカドのワカモレ(ペースト)

【 材料・2人分 】

アボカド……1個　(身体の熱を冷ます、風邪・熱邪・暑邪の症状緩和)
オレガノ(スパイス)……適宜　(消化促進、疲労倦怠改善)
レモン果汁……小さじ2　(のどの渇きを癒やす、咳を楽にする、気の滞りを改善)
海塩……ひとつまみ　(解毒)

【 作り方 】

全部の材料をアボカドがペースト状になるまでミキサーにかけるだけ。ミキサーがない場合はボールに入れてフォークでつぶします。

○ 病気の時にも喉を通る、メキシコ人の友人直伝の本場のレシピです。アボカドは、身体に必要なオレイン酸、リノール酸、パルミトレイン酸のほか、カロチノイドやレシチン、ビタミンやミネラルを豊富に含みます。

しそのシャーベット

【 材料・2人分 】

しその葉……6枚　(消化促進、食欲増進、解毒、風邪の症状緩和)
果物のジュース……カップ2　(気の滞りを改善、風邪の症状緩和)
(100%果汁であればりんご、グレープフルーツ、オレンジ、レモンなど、何でも)
はちみつ……大さじ2　(食欲増進、腹痛改善、咳を抑える、皮膚を潤す、便秘、解毒、燥邪の症状緩和)

【 作り方 】

全部の材料をミキサーに入れてよく混ぜ、容器に入れて冷凍します。少ししたら一度冷凍庫から出してスプーンで全体をサクサクとかき混ぜ、再度冷凍してできあがり。

○ 近所の野菜カフェで教えてもらった、さっぱりと美味しいレシピ。しそにはアレルギーの軽減や免疫機能を高めるポリフェノールの一種、ロズマリン酸が含まれていて、青じそより赤じその方がより多く含まれています。

キャロットラペ(サラダ)

【 材料・2人分 】

にんじん……1本　(目の乾燥を潤す、消化促進、整腸、食欲増進)
りんご……1個　(身体の熱を冷ます、のどの渇きを癒やす、咳を楽にする、消化促進、整腸、熱邪の症状緩和)
セロリ……半分　(身体の熱を冷ます、目の充血を改善、咳を楽にする、熱邪の症状緩和)
レモン果汁……小さじ2　(のどの渇きを癒やす、咳を楽にする、気の滞りを改善)
はちみつ……適宜　(食欲増進、腹痛改善、咳を抑える、皮膚を潤す、便秘、解毒、燥邪の症状緩和)

【 作り方 】

にんじんとセロリはスライサーで薄く細長く切り、リンゴはせん切りにしてボールに入れ、レモン果汁とはちみつを入れて混ぜ合わせるだけ。

○ にんじんとりんごは「美容と健康のベスト・マリアージュ」と呼ばれる組み合わせ。欧米では治療の一環としてにんじんりんごジュースを利用している健康施設もあるほど。心や身体のアンチエイジングに役立ちます。塩分を摂り過ぎる方や貧血の方は、レーズンをちらしても。

ヨーグルトのお漬物

【材料】

ヨーグルト……450g　（整腸、花粉症緩和、余分な脂肪を減らす、美肌効果）
海塩……20g　（解毒）
セロリ……適宜　（身体の熱を冷ます、目の充血を改善、咳を楽にする、熱邪の症状緩和）
きゅうり……適宜　（のどの渇きを癒やす、むくみ改善、身体の熱を冷ます、熱邪・暑邪・湿邪の症状緩和）
みょうが……適宜　（風邪の症状緩和、食欲増進）
にんじん……適宜　（目の乾燥を潤す、消化促進、整腸、食欲増進）
ゴーヤ……適宜　（熱中症予防、のどの渇きを癒やす、目の充血やにきびの改善、汗を抑える、熱邪・暑邪の症状緩和）

【作り方】

容器またはジッパーのついた袋に、ヨーグルトと海塩を入れて混ぜ、その中に塩をまぶした野菜を入れ、冷蔵庫で2晩漬けてできあがり。

○ 冷蔵庫にある野菜をいろいろ入れてみましょう。野菜の味が際立つ、お通じに効果的なレシピです。また、食パンを１枚ちぎって入れておくと、酵母が活性化されてよりコクが出ます。

車麩の唐揚げ

【 材料・2人分 】

車麩……2枚 （肥満予防、生活習慣病予防、消化促進）
しょうゆ……大さじ2 （解毒、血の熱を冷ます）
りんごジュース（100%のもの）……大さじ4 （身体の熱を冷ます、のどの渇きを癒やす、咳を楽にする、消化促進、整腸、熱邪の症状緩和）
しょうが汁……小さじ2 （消化促進、食欲増進、解毒、咳を抑える、温めて汗を出す、風邪の症状緩和）
酒……小さじ2 （気・血の滞りを改善する）
黒砂糖……適宜 （身体を温める、寒邪の症状緩和）
白ごま（炒ったもの）……適宜 （燥邪の症状緩和、身体の余分な熱を冷ます）
片栗粉……適宜 （疲労回復）
なたね油、しそ油、えごま油など軽めの油……大さじ2 （整腸）

【 作り方 】

車麩を水に浸してもどしておき、一口大に切って水気を絞ります。しょうゆ、りんごジュース、しょうが汁、酒、黒砂糖を合わせたたれに車麩を浸し、絞って白ごまと片栗粉をまぶして揚げたらできあがり。

○ 病院勤務の調理師さんに教えてもらった健康レシピです。ベジタリアンの人でも食べられる唐揚げとして人気急上昇中！　車麩は、角煮風に甘辛く煮込んだり、ラスクやパンプディングのようにお菓子にしたりと、様々に利用できる食材です。

サバの竜田揚げ

【 材料・1人分 】

サバ切り身……半身　(咳を抑える、疲労回復)
しょうゆ……大さじ1　(解毒、血の熱を冷ます)
酒……大さじ1　(気・血の滞りを改善する)
黒砂糖……適宜　(身体を温める、寒邪の症状緩和)
しょうが汁……大さじ1　(消化促進、食欲増進、解毒、咳を抑える、温めて汗を出す、風邪の症状緩和)
片栗粉……適宜　(疲労回復)
なたね油、しそ油、えごま油など軽めの油……大さじ1　(整腸)

【 作り方 】

サバの切り身を一口大に切り、しょうゆ、酒、黒砂糖、しょうが汁を合わせたたれに1時間漬け込みます。片栗粉をまぶしてかりっと揚げてできあがり。

○ 冷めてもおいしいレシピです。サバにはアニサキス(寄生虫)がいるから食べないという方もいますが、マイナス17℃以下で24時間冷凍か、60℃以上で1分間加熱すれば問題なし。高血圧、認知症、動脈硬化の予防に。二度揚げでカリッとさらに香ばしく。

にんじんとパクチーと焼き枝豆のきんぴら

【 材料・2人分 】

にんじん……1本　(目の乾燥を潤す、消化促進、整腸、食欲増進)
パクチー……1束　(消化促進、身体を温める、食欲増進、風邪の症状緩和)
ごま油……小さじ2　(便秘解消、燥邪の症状緩和)
とうがらし……適宜　(冷えの改善、食欲増進、消化促進)
味噌……小さじ1　(整腸、美肌、アンチエイジング、食欲増進)
枝豆(皮のまま焼いたもの)……適宜　(疲労回復、むくみ改善)

【 作り方 】

フライパンで枝豆を皮ごと空焼きしておきます。にんじんはせん切り、パクチーは適当な長さに切り、とうがらしを切って加え、ごま油で炒めます。大さじ1の水で味噌小さじ1を溶き、フライパンに流し入れて和え、水気がなくなったらできあがり。焼き枝豆を皮から出して散らしていただきます。

○ おにぎりに混ぜたり、パスタにからめたり、パンに挟んでも美味しいレシピです。パクチーが苦手な方は、にんにくの芽で作っても。ゆで枝豆でも構いませんが、焼き枝豆はより香ばしさや旨味が引き立ちます。

豆乳うどん

【材料・1人分】

ゆでうどん……1玉　(気力アップ、気の滞りを改善)
しょうゆ……適宜　(解毒、血の熱を冷ます)
酒……適宜　(気血の滞りを改善する)
黒砂糖……適宜　(身体を温める、寒邪の症状緩和)
豆乳……1カップ　(のどの渇きを潤す、肺を潤し咳を抑える、むくみ、気力回復、湿邪の症状緩和)
プチトマト……2個　(のどの渇きを潤す、食欲増進、消化促進、燥邪の症状緩和)
小松菜……2枚　(便秘、風邪・寒邪の症状緩和)

【作り方】

1.5カップの水を煮たたせ、しょうゆ、酒、黒砂糖を入れてうどんつゆを作り、ゆでうどんを入れて30秒煮ます。30秒煮たところで豆乳と小松菜を入れ、さらに30秒煮ます。最後にプチトマトを飾ってできあがり。

○ 市販のめんつゆを利用しても構いません。豆乳のまろやかさが優しい味わいのうどんレシピです。野菜は、にんじん、とうもろこし、かぼちゃ、ほうれん草、きのこなどを入れても。病中病後の胃腸にも安心のメニューです。

ひよこ豆のフムス（ペースト）

【 材料・2人分 】

ひよこ豆（水煮の缶詰）……1缶　（元気回復、精神安定）
にんにくパウダー……適宜　（消化促進、食欲増進、解毒、冷えの改善、寒邪の症状緩和）
練りゴマ（白）……小さじ2　（アンチエイジング、便秘解消、燥邪の症状緩和）
オリーブオイル……小さじ1　（アンチエイジング、便秘解消、燥邪の症状緩和）
レモン果汁……小さじ1　（のどの渇きを癒やす、咳を楽にする、気の滞りを改善）
海塩……ひとつまみ　（解毒）

【 作り方 】

全部の材料をひよこ豆がペースト状になるまでミキサーにかけるだけ。ミキサーがない場合はボールに入れてフォークでつぶします。

○ トルコ人の友人が、風邪をひくとお母さんが作ってくれたという栄養満点のレシピ。ひよこ豆は、ビタミン、ミネラルのほか、タンパク質やイソフラボンも含み、女性の不調に効果的な食材です。チーズと一緒にパンにはさんだり、パスタと絡めたり、サラダやクラッカーにのせても。

第❻章

お灸パワーを見直そう

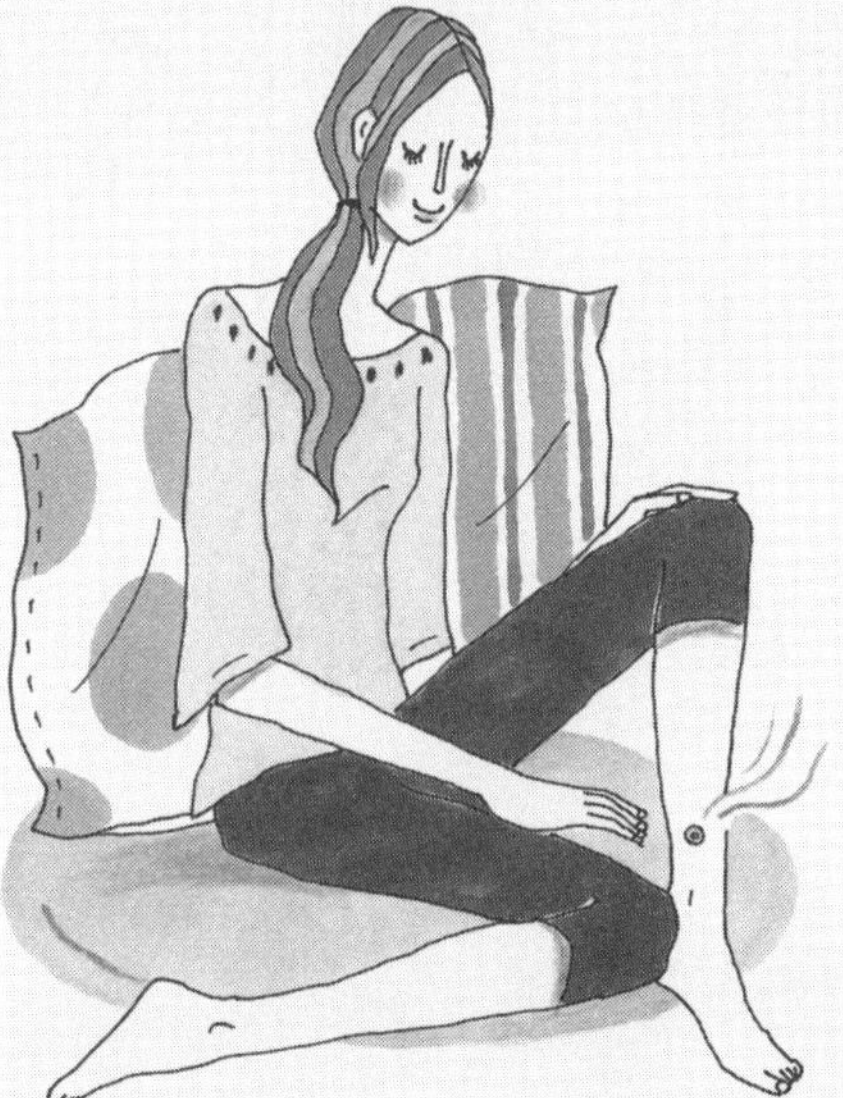

お灸はじわっと温かく気持ちよい！

みなさんは「お灸」と聞くとどんなことを思い浮かべますか？

熱い、くさい、やけどの跡がつく、おばあちゃんやおじいちゃんがするもの、面倒くさいなど、お灸の第一印象はあまりよいとはいえません。

でも、どれもちょっと勘違い。症状によっては熱いお灸が必要な場合もありますが、大体はじんわり温かく、熱くてもチンっと一瞬のこと。しかもその一瞬が気持ちよいのです。通常はやけどの跡がつくような、熱いお灸をすることはあまりありません。

また、治療で熱いお灸が必要なために小さなお灸の跡がついても、それを修復しようと血流が促され、人間本来が持っている自然治癒力が高まり、皮膚のターンオーバーが早まるので、次の週には跡形もないということが多いのです。


最近はお灸が見直され、若い人にも人気が出てきました。ドラッグストアや薬局には、初めての人でも簡単にできるお灸（台座灸）が売られています。やり方は、台座のシールをはがして火をつけ、ツボの上に5分ほど置いておくだけ。じわっと温かく気持ちのよいものです。今は花や果物の香りのするお灸もあります。

ほっこりと温かく、家で好きな時にできて、静養生にもなるお灸。この章では、お灸パワーを一緒に見直していきましょう。

お灸の基礎知識

お灸は何からできているのでしょうか。

お灸は、ヨモギという植物の葉っぱの裏にある、白い産毛を乾燥させたものからできていて、それを艾《もぐさ》と呼びます。艾《もぐさ》を集めてまとめたものがお灸です。

ヨモギは漢方薬にもなっている植物で、生薬名は艾葉《がいよう》といい、温める作用や出血を抑える作用、痛みを抑える作用、水分代謝を促す作用があります。みなさんがヨモギ餅やヨモギ団子、ヨモギパンやヨモギ蒸しのお風呂で使う、あのヨモギです。

お灸は、台座灸のほかにもいくつかの種類があります。

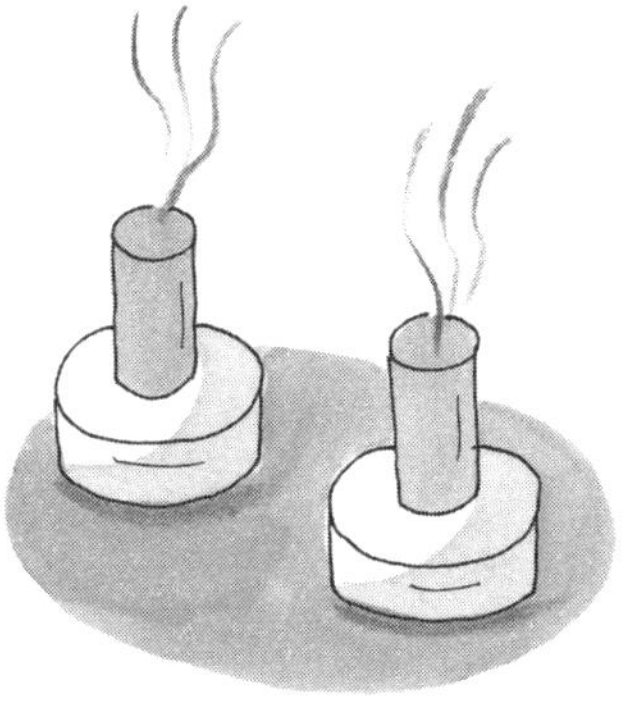

・透熱灸《とうねつきゅう》……灸師が艾《もぐさ》を米粒大や半米粒大の大きさに手でひねって、患部にすえる。ちょっと熱め。

・隔物灸《かくぶつきゅう》……生姜や塩の上に艾《もぐさ》を置いて、じんわり温かい温度を保つ。

・知熱灸《ちねつきゅう》……灸師が、艾《もぐさ》を米粒大や半米粒大の大きさに手でひねって患部にすえ、7~8割燃えてお灸の火種が皮膚に近くなり、熱くなってきたら指先で潰して消してしまう。または、親指の頭ほどの艾《もぐさ》を丸めて山型に成形して患部にすえ、6~7割燃えて熱くなってきたらつまんで取り除く。

・棒灸……艾《もぐさ》を詰めた棒状の紙筒を、皮膚に近づけたり遠ざけたりしながら、患部に温熱を通す。びわの葉温灸にも利用される。

・灸頭鍼《きゅうとうしん》……身体に打った鍼の柄に、親指大に丸めた艾《もぐさ》を、貫通しないように刺して取りつけ、輻射熱を利用する。鍼と灸の効果を両方一度に味わうことができ、ぽかぽか温かい。

＊「鍼灸師」といわれますが、鍼師と灸師は別々の国家資格。「鍼灸師」は2つの資格を持つ人を指します。

お灸の知られざる効果とお灸のすえ方

お灸はただ温かいだけのものではありません。実は秘めたパワーを持っているのです。西洋医学的に説明すると、お灸の艾《もぐさ》に含まれる成分のシネオールやテルペン、タンニンが、炎症や痛みを抑えたり、血流を増やしたり、神経を引き締めて、身体機能を高めます。そして、この熱刺激に反応して放出される、ホルモンに似た物質サイトカインの働きで、白血球が増え、免疫を活性化します。

人間の身体には、傷ついた細胞を治すのに役立つ「ヒートショックプロテイン」というタンパク質があります。もともと身体の中にあるこのタンパク質、42℃ほどの熱刺激で、その熱というストレスから、身体を守ろうとして増えるということがわかっています。

42℃のお風呂に週2回入ると、ヒートショックプロテインが活性し、免疫力が上がるともいわれていますが、なんと、台座灸の初心者用は約42℃の温度になるよう、お灸の中の艾《もぐさ》の硬さや量が設定されているのです。お風呂と同じ温度なので安心安全ですね。

ただし、東洋医学的な「人を診る」という考えだと、同じ42℃でも感受性に個人差はあるので、少し熱いと感じる方、温かいと感じる方、ちょっとぬるいと感じる方、いろいろだと思います。また、気温や湿度により、もともとの体質により、感じ方も違うことがあるかと思います。

また、最近では、「ヒートショックプロテイン」が、がん細胞内に増えると、ナチュラルキラー細胞が活発になって免疫が高まり、がん細胞を攻撃してくれるといわれています。通常は傷んだ細胞を修復したり、美肌やダイエットにも役立つといわれているヒートショックプロテイン。お灸で増やせるなんて、やらない手はありません。

お灸をすえる際の注意点

ごくたまに、台座灸でも小さな水ぶくれができることがあります。そんな時は水ぶくれに触らず、そのまま自然と中の水分が吸収されるまで待ちましょう。引っ掻いて水ぶくれを破ってしまった場合は、患部を消毒しておきましょう。簡易灸を使用する際には、説明書をきちんと読み、安全に行ってください。

また、高熱がある時や、お酒を飲んだ時、神経の病気で温度感覚が麻痺している方、皮膚が化膿しやすい病気の方、安定期に入る前の妊婦の方、妊婦の方のお腹には、通常お灸をしません。

本来、お灸は灸師が艾《もぐさ》をひねって、その人に合うように見極めながら行う施術ですが、ご自宅で自分で行う簡易的なお灸ですので、少しずつ試しながら、自分に合うお灸を見つけ、楽しく取り入れていきましょう。

次ページからご紹介するツボは、第3章のツボと同じ箇所もありますが、お灸を自分で安全に置けるよう、頭や顔、首や肩、背中や腰のツボはあえて避け、ほかの部位の効果的なツボにしています。ツボにお灸をすえて、ヒートショックプロテインを増やし、身体を温めましょう。

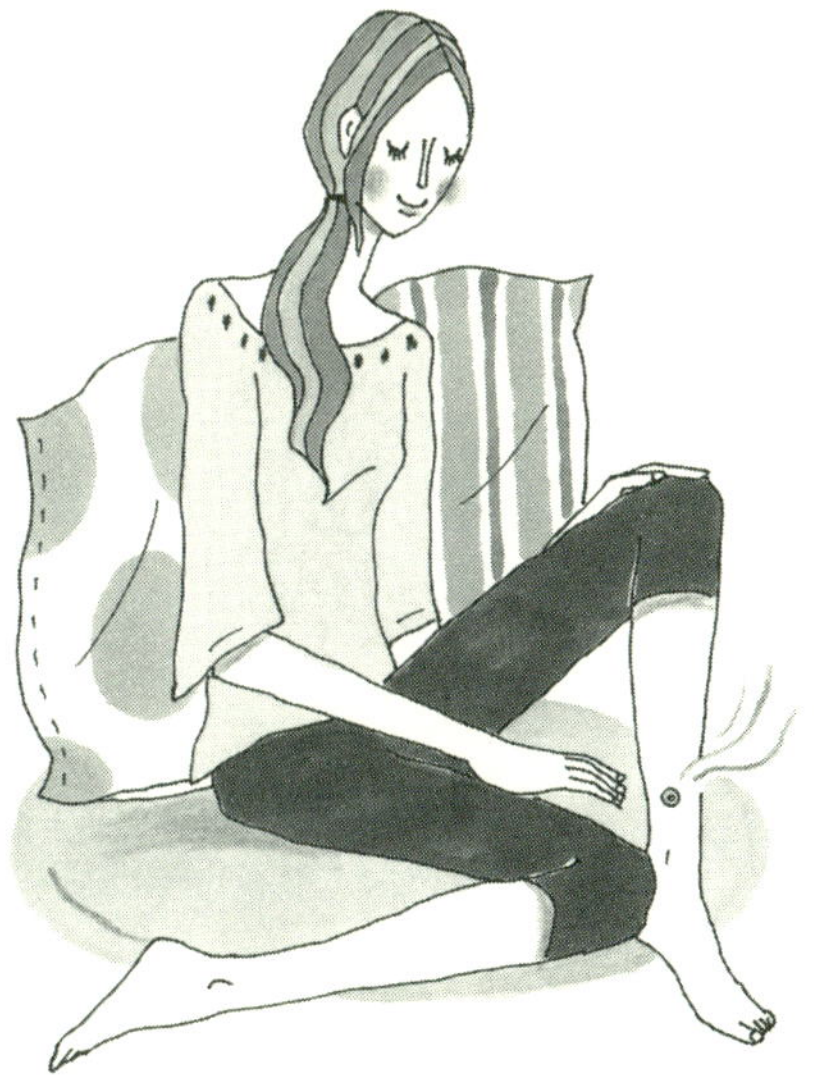

体質タイプ別　お灸のツボ

❶ 元気不足タイプ【気虚《ききょ》】

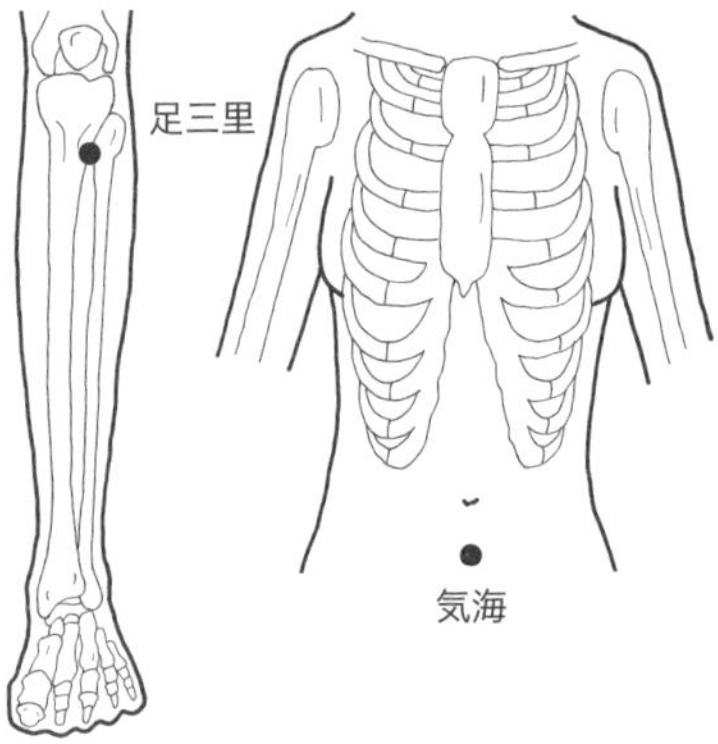

【気海《きかい》】
おへそから指2本分下

【足三里《あしさんり》】
膝のお皿の外側下のくぼみから指4本分下

❷ 血液不足タイプ【血虚《けっきょ》】

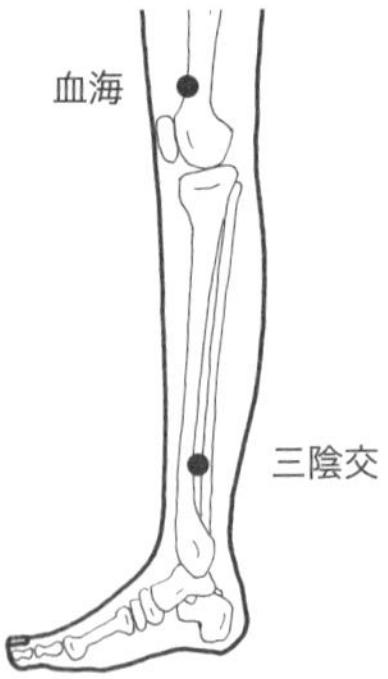

【血海《けっかい》】
膝のお皿の内側の上端から指3本分上

【三陰交《さんいんこう》】
内くるぶしから指4本分上の骨の後ろ際

❸ 水分不足タイプ【陰虚《いんきょ》】

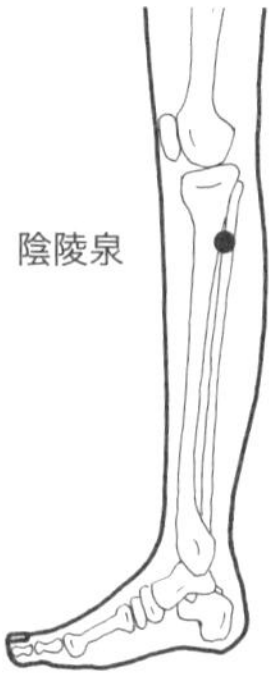

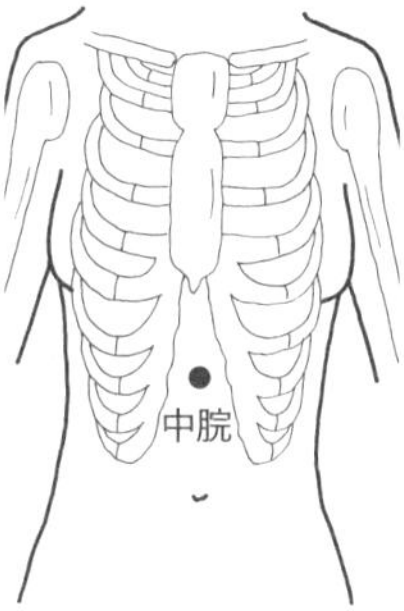

【中脘《ちゅうかん》】

おへそとみぞおちを結んだ線の真ん中

【陰陵泉《いんりょうせん》】

膝を立て脚の内側の骨を足首からたどり、膝の内側の斜め下で指が止まるくぼみ

❹ 冷え冷えタイプ【陽虚《ようきょ》】

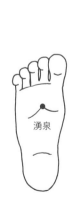

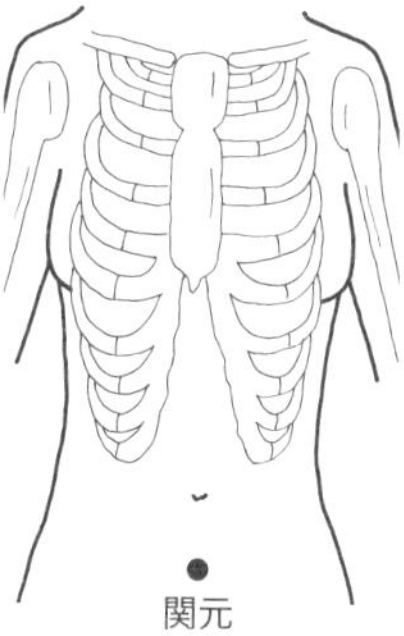

【関元《かんげん》】

おへそから指4本分下

【湧泉《ゆうせん》】

足の指を曲げた時にできる足裏のくぼみ

❺
血行不良タイプ【瘀血《おけつ》】

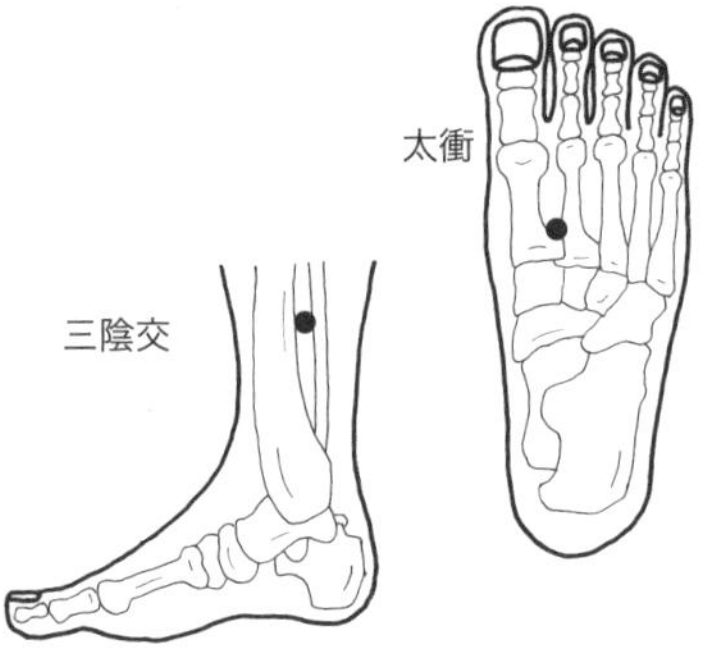

【太衝《たいしょう》】
足の親指と人差指の骨が交わる甲のくぼみ

【三陰交《さんいんこう》】
内くるぶしから指4本分上の骨の後ろ際

❻
気詰まりタイプ【気滞《きたい》】

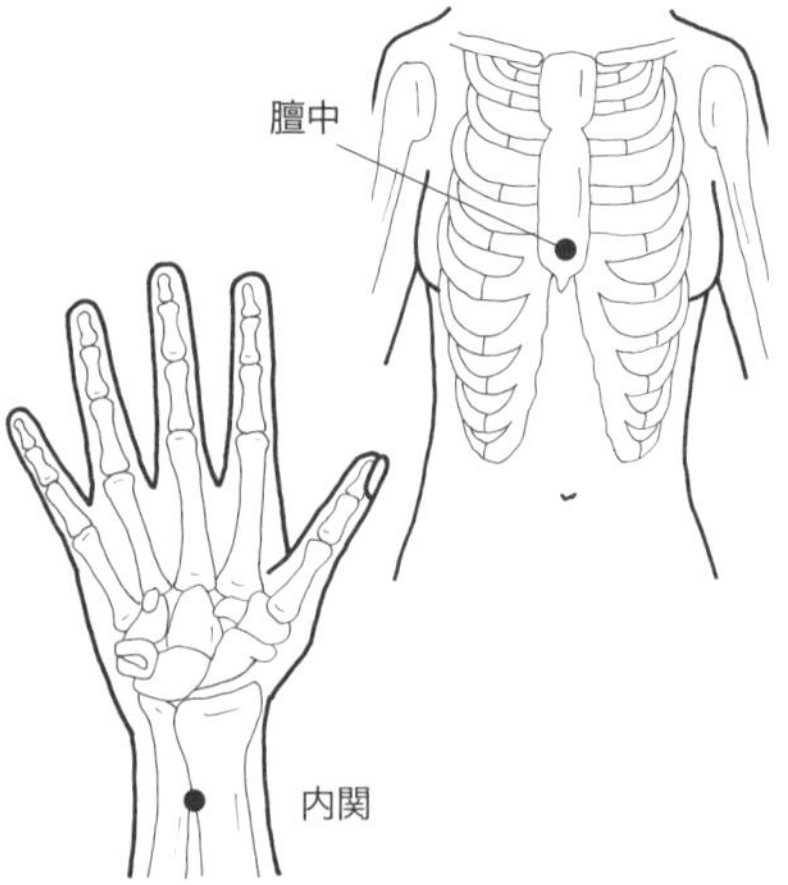

【膻中《だんちゅう》】
左右の乳頭を結んだ線の真ん中

【内関《ないかん》】
手首の内側の線から指3本分上の2本のすじの間

❼
代謝不良タイプ【水滞《すいたい》】

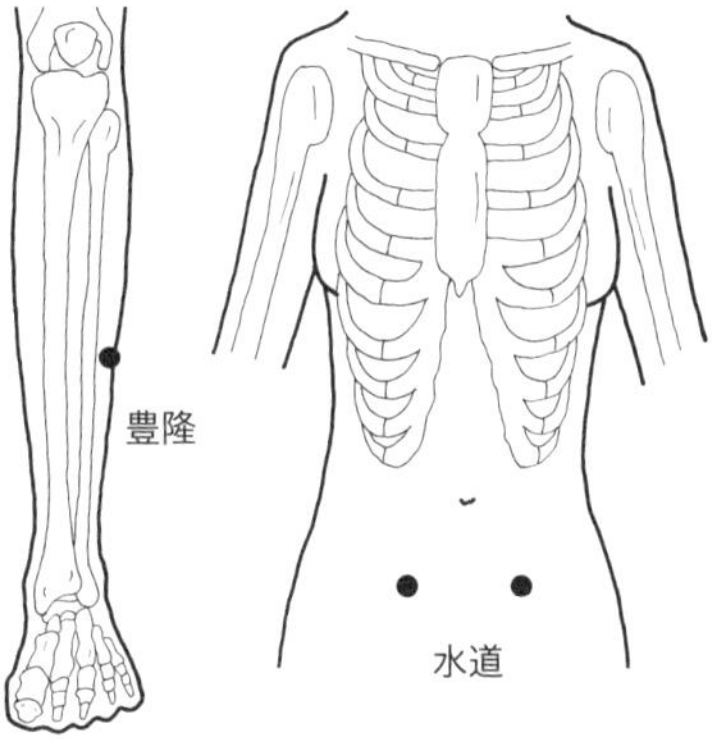

【水道《すいどう》】
おへそから指４本分下で、真ん中から指３本分外側の下腹部

【豊隆《ほうりゅう》】
膝のお皿の外際と外くるぶしを結んだ線の真ん中

症状別　お灸のツボ

①
頭痛

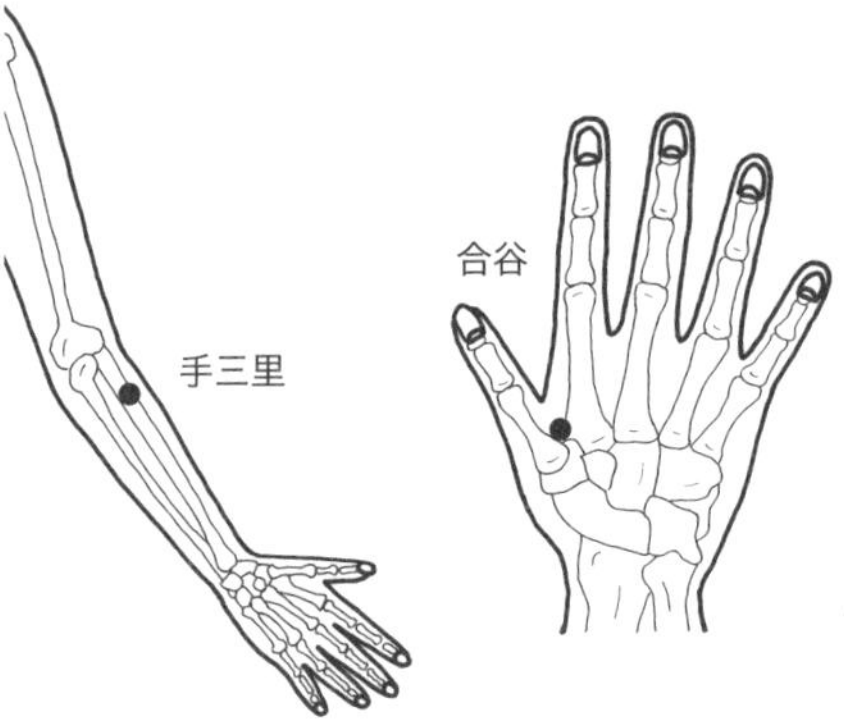

【合谷《ごうこく》】
手の甲で、親指と人差指の骨が交わるくぼみ

【手三里《てさんり》】
肘を曲げた時にできるシワから指3本分親指側

②
目の疲れ

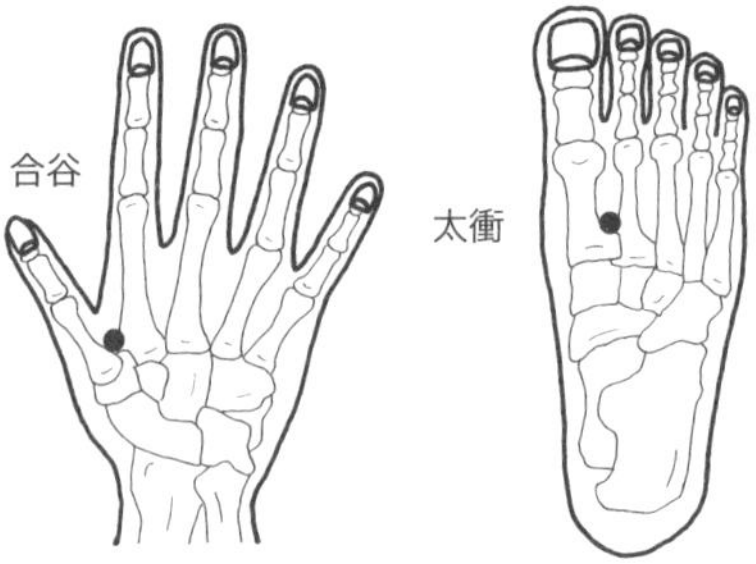

【太衝《たいしょう》】
足の親指と人差指の骨が交わる甲のくぼみ

【合谷《ごうこく》】
手の甲で、親指と人差指の骨が交わるくぼみ

③
首凝り

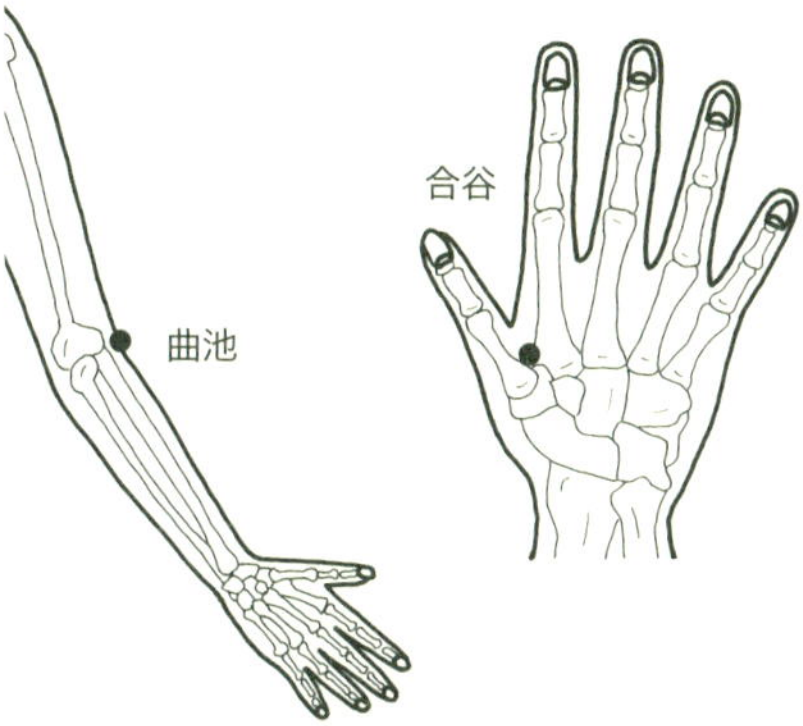

【合谷《ごうこく》】
手の甲で、親指と人差指の骨が交わるくぼみ

【曲池《きょくち》】
肘を曲げた時にできるシワの先端

④
肩凝り

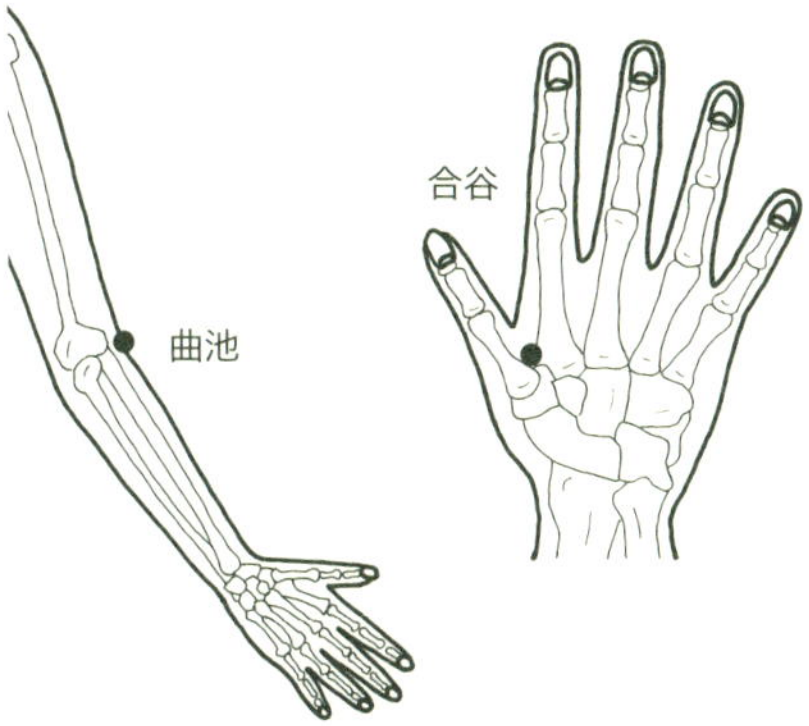

【合谷《ごうこく》】
手の甲で、親指と人差指の骨が交わるくぼみ

【曲池《きょくち》】
肘を曲げた時にできるシワの先端

⑤
むくみ

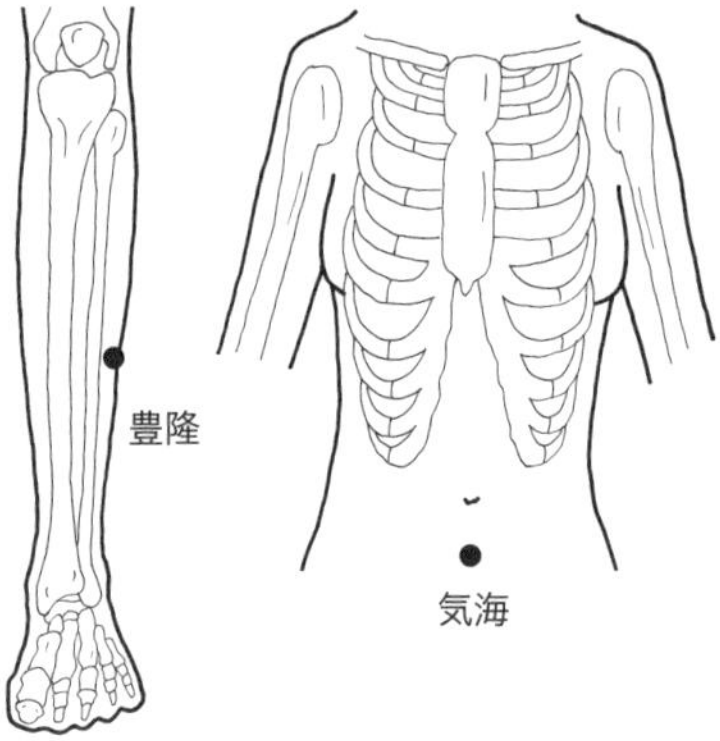

【気海《きかい》】
おへそから指2本分下

【豊隆《ほうりゅう》】
膝のお皿の外際と外くるぶしを結んだ線の真ん中

⑥
胃の不調

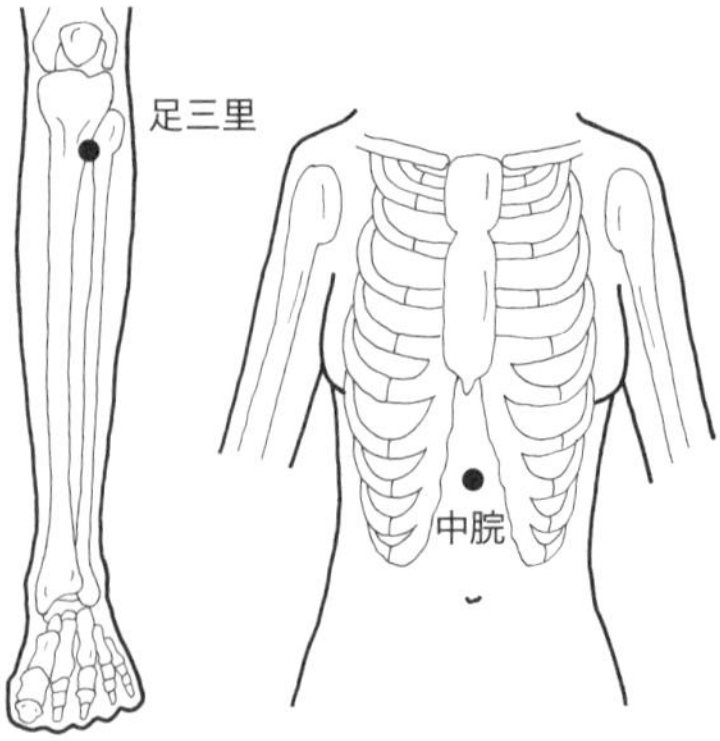

【中脘《ちゅうかん》】
おへそとみぞおちを結んだ線の真ん中

【足三里《あしさんり》】
膝のお皿の外側下のくぼみから指4本分下

⑦
乗り物酔いや吐き気

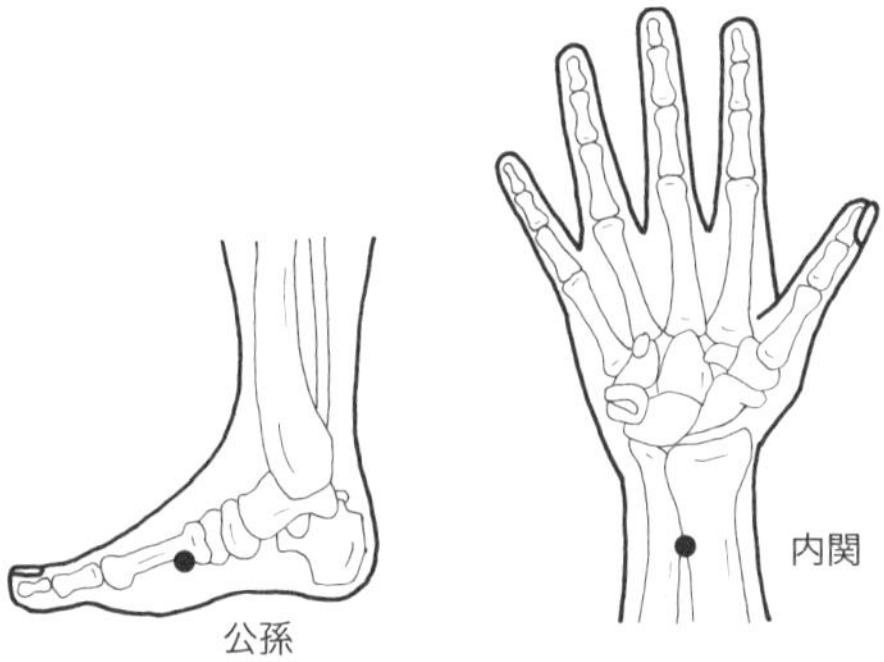

【内関《ないかん》】
手首の内側の線から指3本分上の2本のすじの間

【公孫《こうそん》】
足の土踏まずの内側の丸い大きな骨から指2本分足首側の骨の際

⑧
下痢

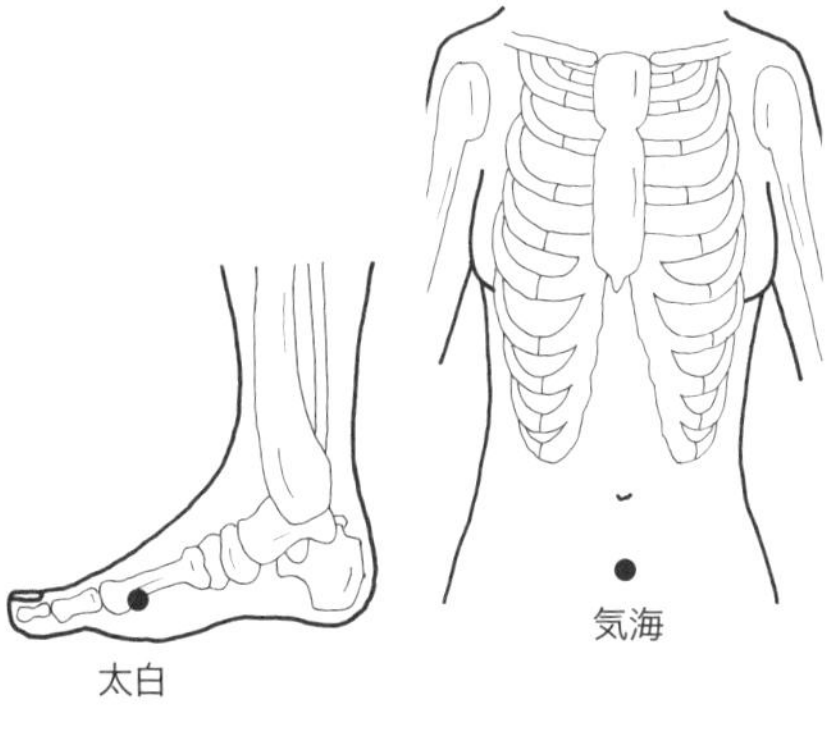

【気海《きかい》】
おへそから指2本分下

【太白《たいはく》】
足の親指の側面で、丸い大きな骨を辿った土踏まずとの境のくぼみ

⑨
便秘

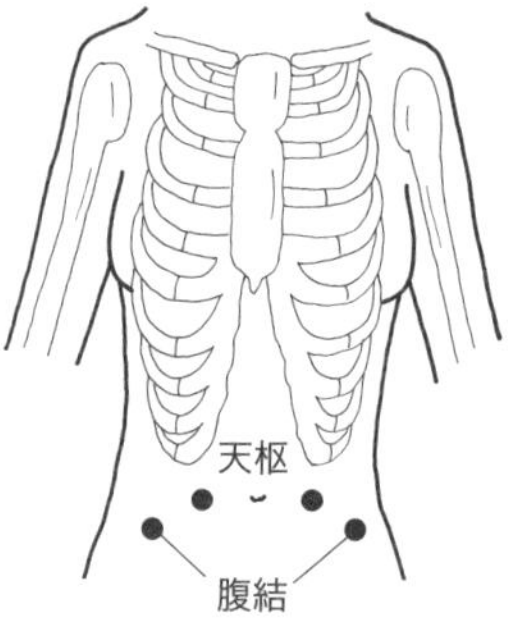

【天枢《てんすう》】
おへそから指3本分外

【腹結《ふっけつ》】
おへそから指5本分外で
更に指1本分下

⑩
寝違え

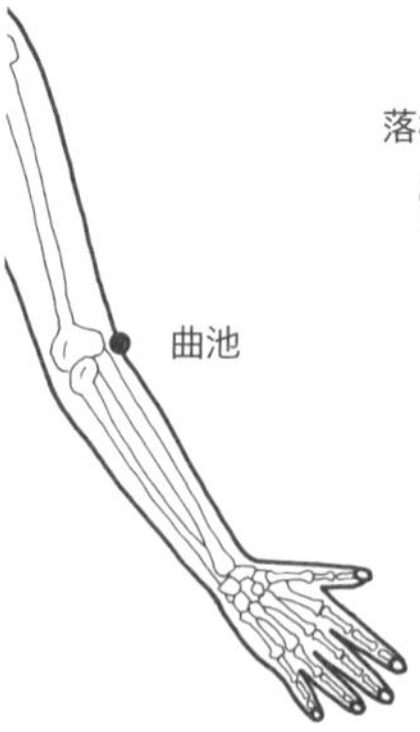

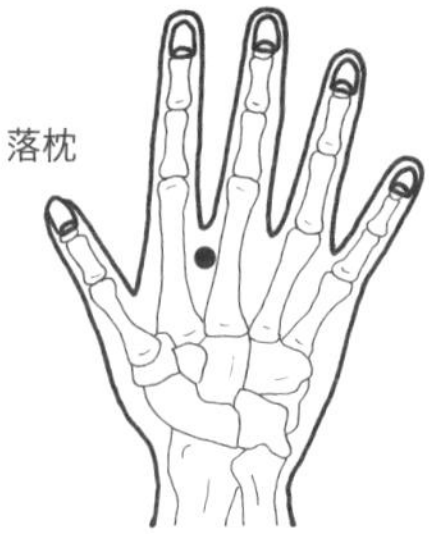

【落枕《らくちん》】
手の甲で、人差指と中指の付け根から指1本分上のくぼみ

【曲池《きょくち》】
肘を曲げた時にできるシワの先端

⑪

腰の痛み

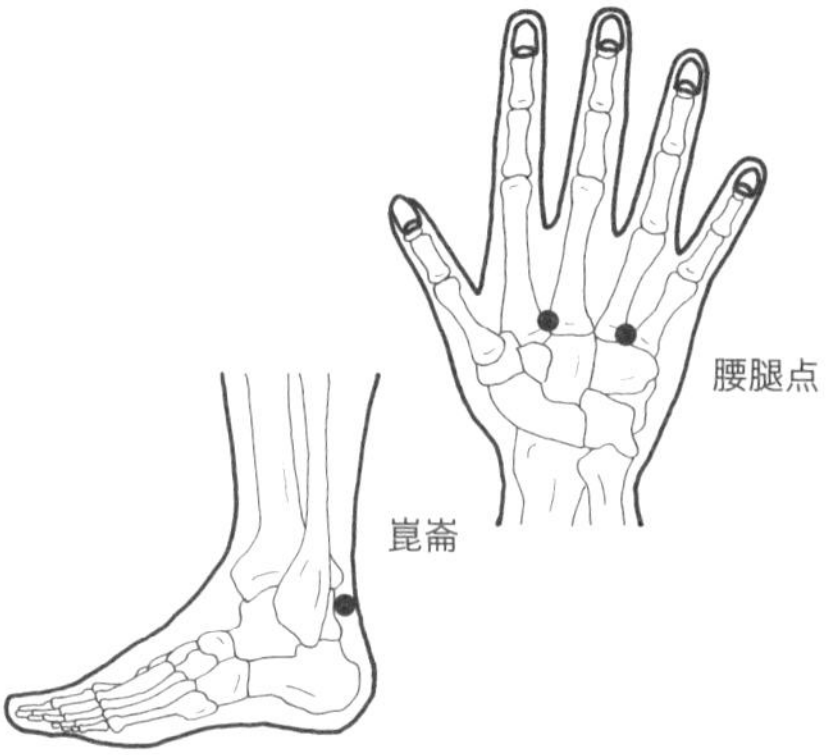

【腰腿点《ようたいてん》】

手の甲で、人差指と中指の骨が交わるくぼみと薬指と小指の骨が交わるくぼみの2ヶ所

【崑崙《こんろん》】

外くるぶしとアキレス腱の間のくぼみ

⑫

ぎっくり腰

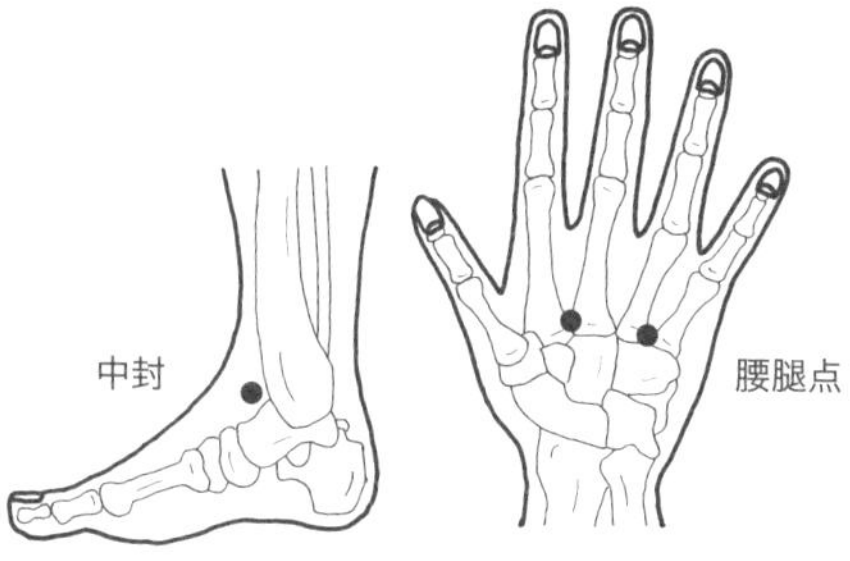

【腰腿点《ようたいてん》】

手の甲で、人差指と中指の骨が交わるくぼみと薬指と小指の骨が交わるくぼみの2ヶ所

【中封《ちゅうほう》】

内くるぶしの斜め前のくぼみ

⑬
坐骨神経痛

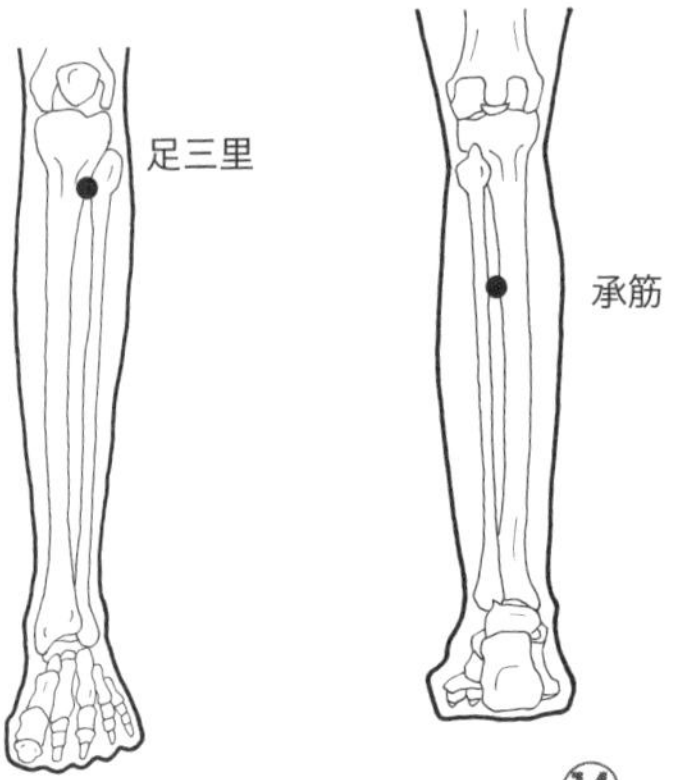

【 承筋《しょうきん》 】
ふくらはぎの真ん中で膝の後ろのしわから指7本分下

【 足三里《あしさんり》 】
膝のお皿の外側下のくぼみから指4本分下

⑭
膝の痛み

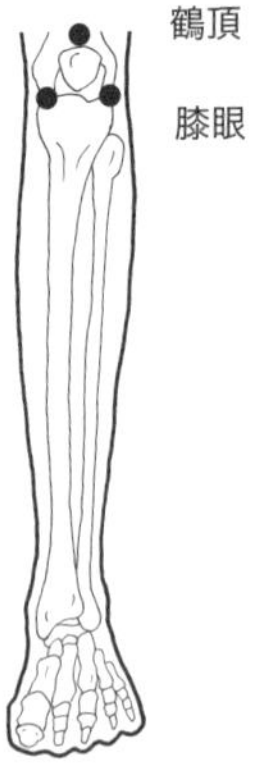

【 鶴頂《かくちょう》 】
膝のお皿のすぐ真上の際

【 膝眼《しつがん》 】
膝のお皿のすぐ下の内側のくぼみと外側のくぼみ

⑮
脚がつる

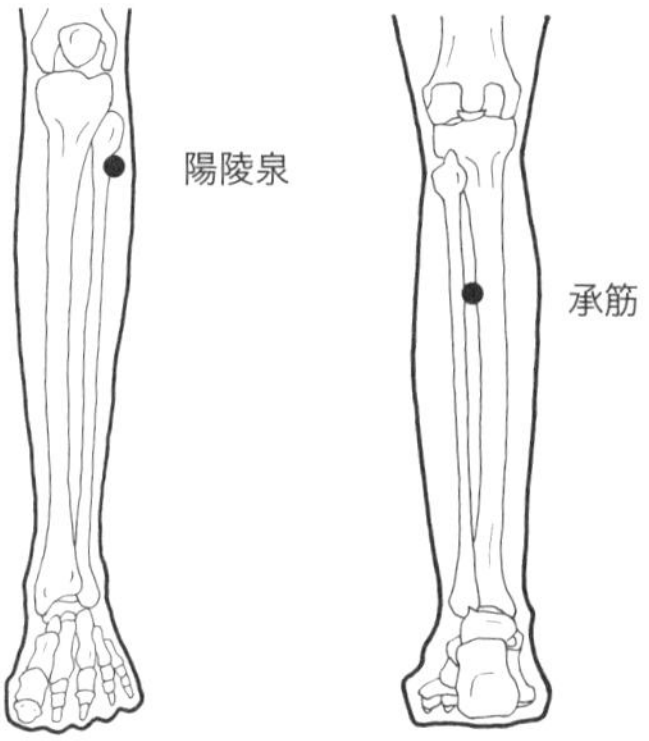

【 承筋《しょうきん》 】
ふくらはぎの真ん中で膝の後ろのしわから指７本分下

【 陽陵泉《ようりょうせん》 】
脚の外側を辿り膝のお皿の外側下縁から指４本下にある小さな丸い骨の斜め前

⑯
肘の痛み

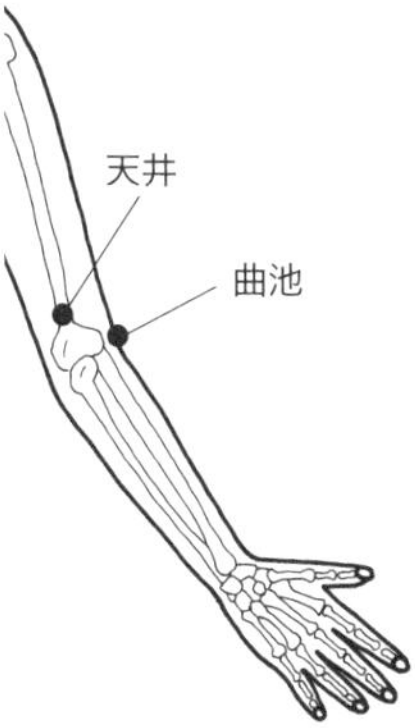

【 天井《てんせい》 】
肘を曲げた時にできる肘の後ろのくぼみ

【 曲池《きょくち》 】
肘を曲げた時にできるシワの先端

⑰

腱鞘炎

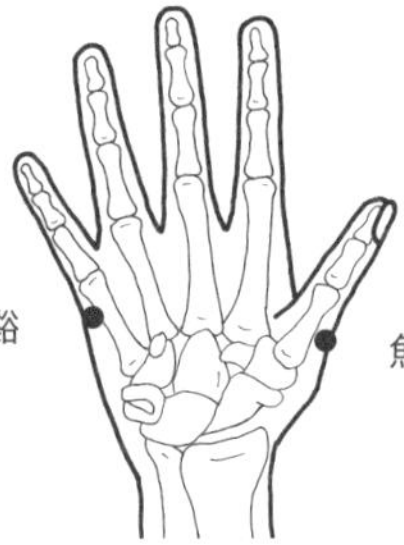

【魚際《ぎょさい》】
手のひらと手の甲の境目で手首のシワと親指を結んだ線の真ん中

【後谿《こうけい》】
手を握った時に小指の外側に出っ張るシワの先端

⑱

歯の痛み

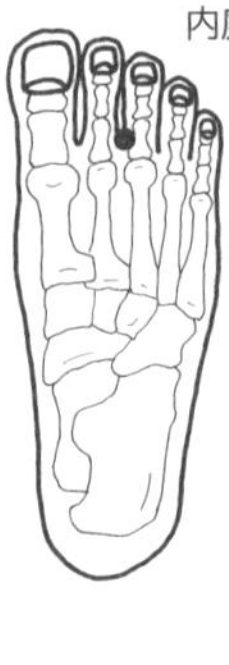

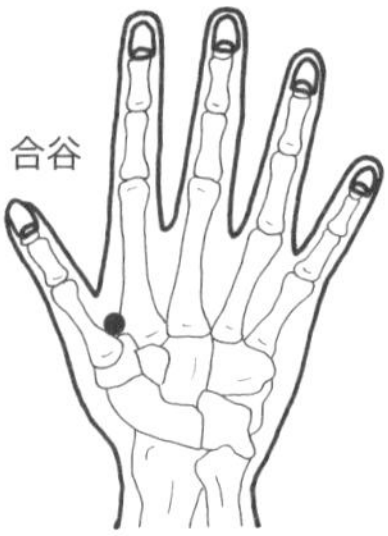

【合谷《ごうこく》】
手の甲で、親指と人差指の骨が交わるくぼみ

【内庭《ないてい》】
足の甲で、人差しの指と中指の間、水かき部分

⑲
緊張をほぐす

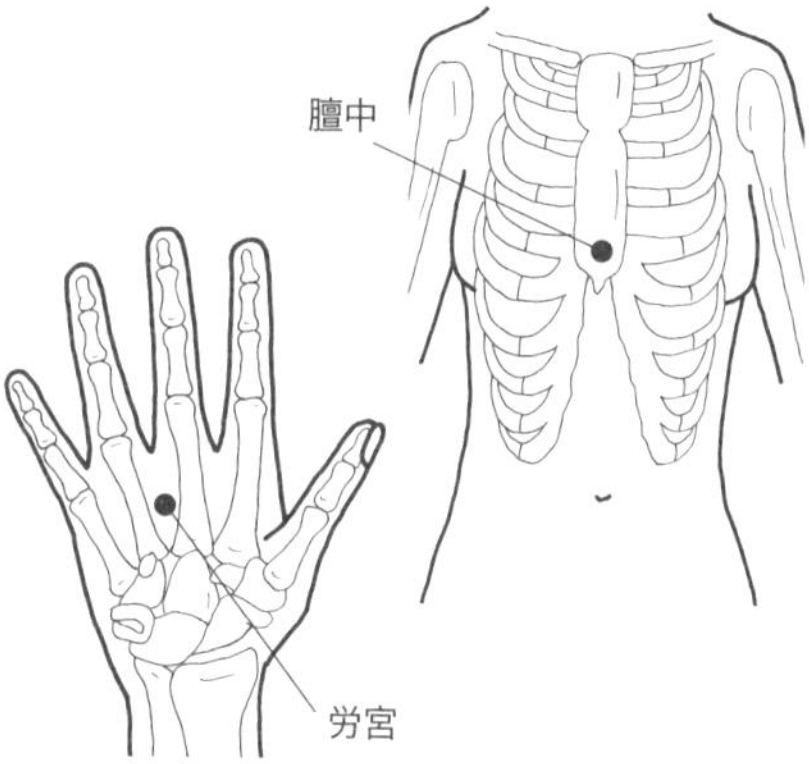

【膻中《だんちゅう》】
左右の乳頭を結んだ線の真ん中

【労宮《ろうきゅう》】
手を握った時、薬指の先端が当たるところ

⑳
不眠

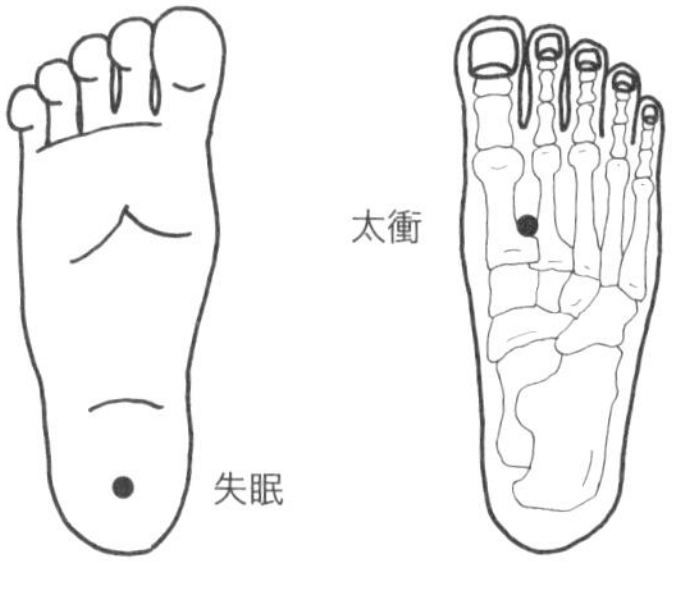

【太衝《たいしょう》】
足の親指と人差指の骨が交わる甲のくぼみ

【失眠《しつみん》】
かかとの真ん中

㉑
ストレス・イライラ

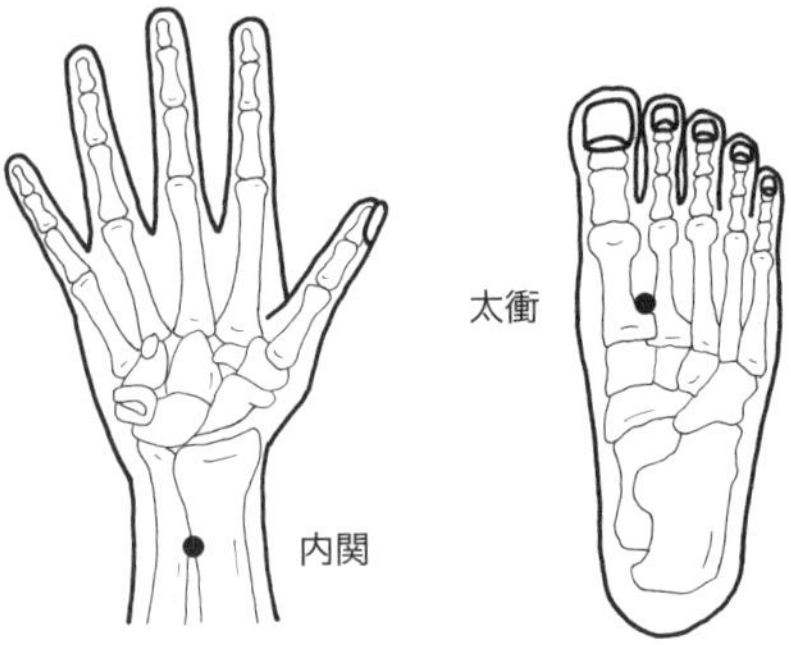

【太衝《たいしょう》】
足の親指と人差指の骨が交わる甲のくぼみ

【内関《ないかん》】
手首の内側の線から指3本分上の2本のすじの間

㉒
不安感・うつ状態

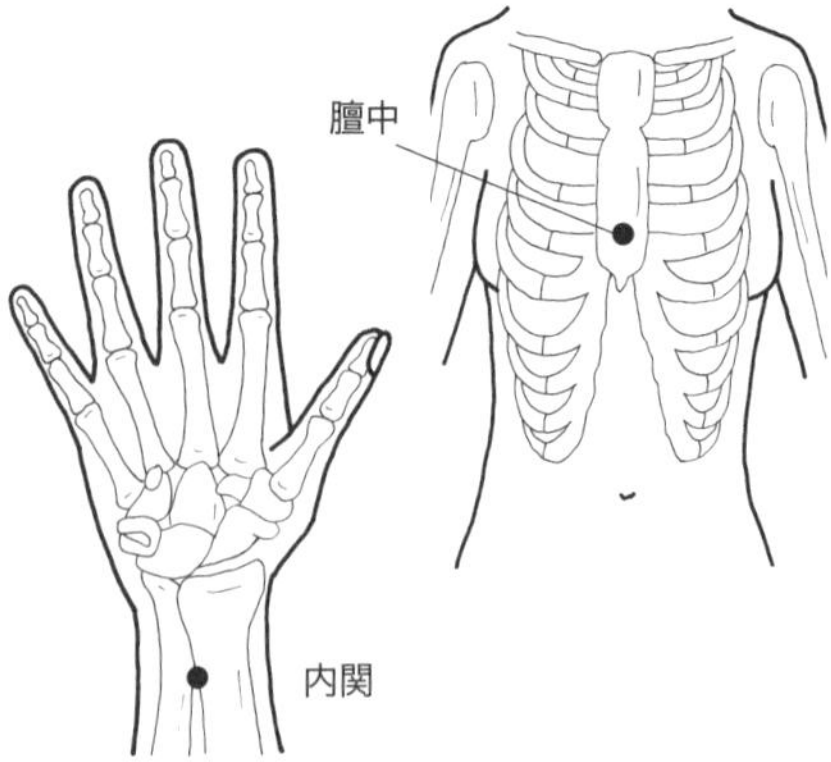

【膻中《だんちゅう》】
左右の乳頭を結んだ線の真ん中

【内関《ないかん》】
手首の内側の線から指3本分上の2本のすじの間

㉓
花粉症

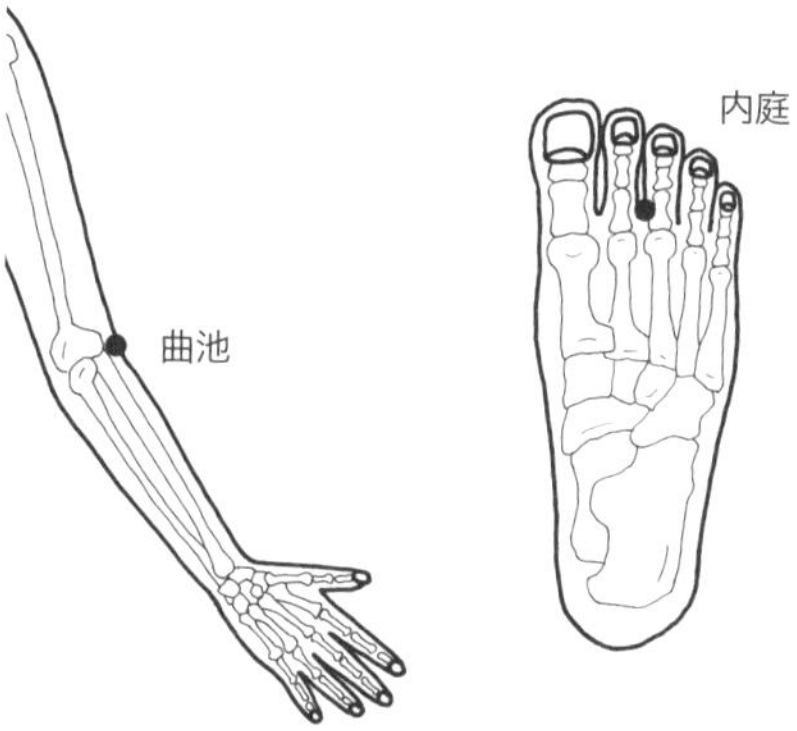

【内庭《ないてい》】
足の甲で、人差しの指と中指の間、水かき部分

【曲池《きょくち》】
肘を曲げた時にできるシワの先端

㉔
蕁麻疹や湿疹のかゆみ

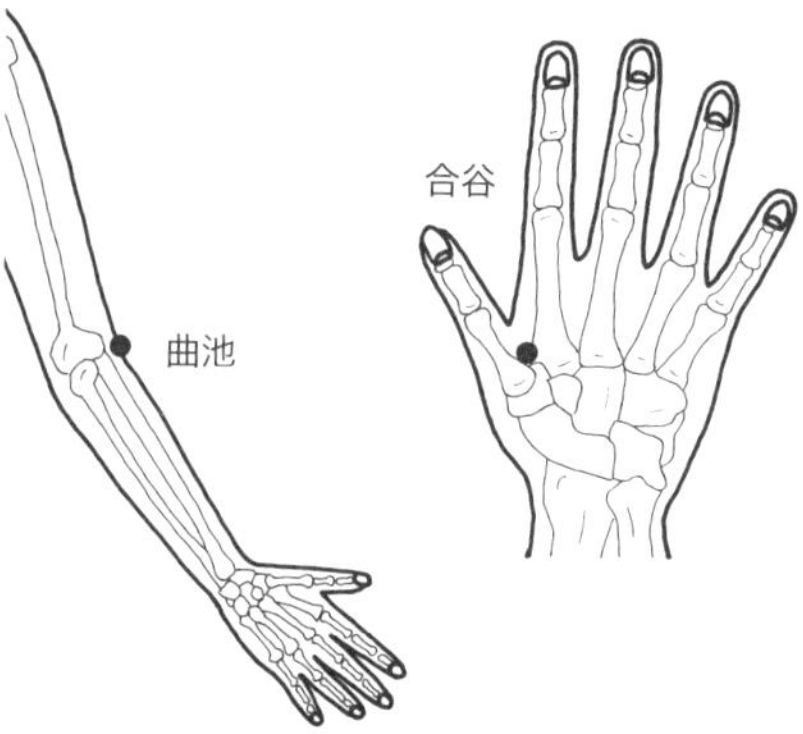

【合谷《ごうこく》】
手の甲で、親指と人差指の骨が交わるくぼみ

【曲池《きょくち》】
肘を曲げた時にできるシワの先端

㉕
夏バテ

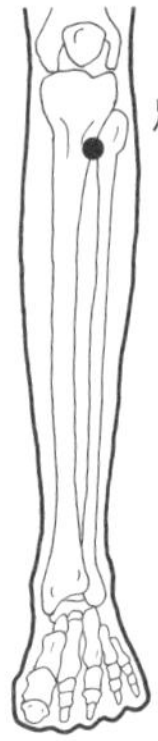

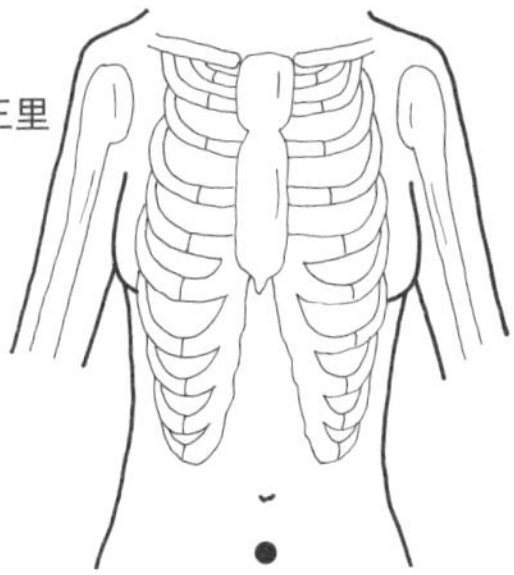

【気海《きかい》】
おへそから指2本分下

【足三里《あしさんり》】
膝のお皿の外側下のくぼみから指4本分下

㉖
汗

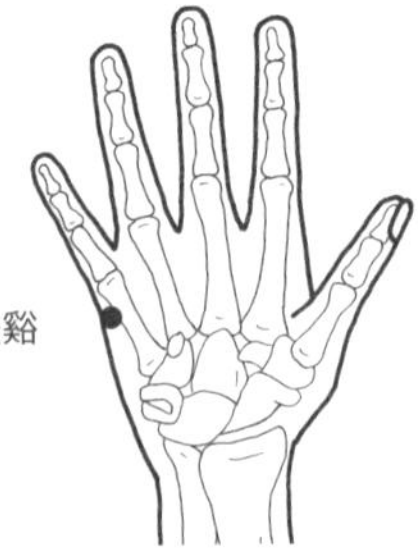

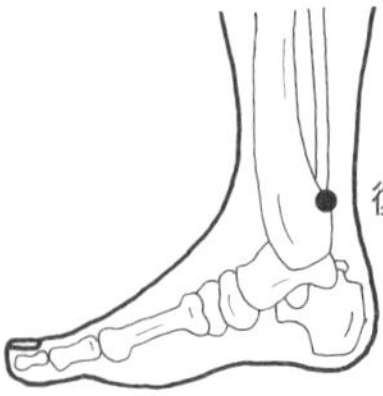

【復溜《ふくりゅう》】
内くるぶしから指3本分上の骨の後ろ際

【後谿《こうけい》】
手を握った時に小指の外側に出っ張るシワの先端

㉗
風邪

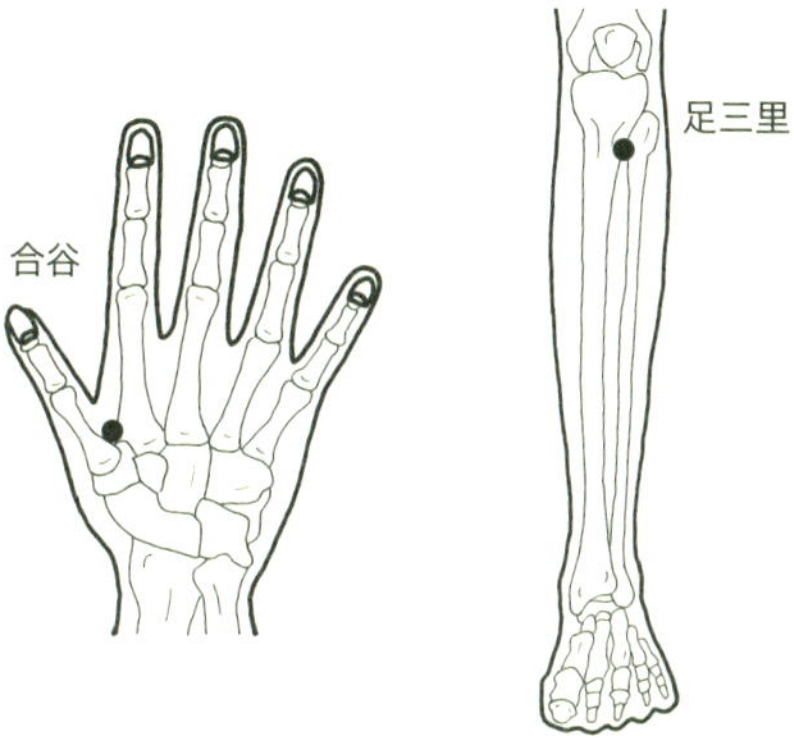

【足三里《あしさんり》】
膝のお皿の外側下のくぼみから指4本分下

【合谷《ごうこく》】
手の甲で、親指と人差指の骨が交わるくぼみ

㉘
鼻水・鼻詰まり

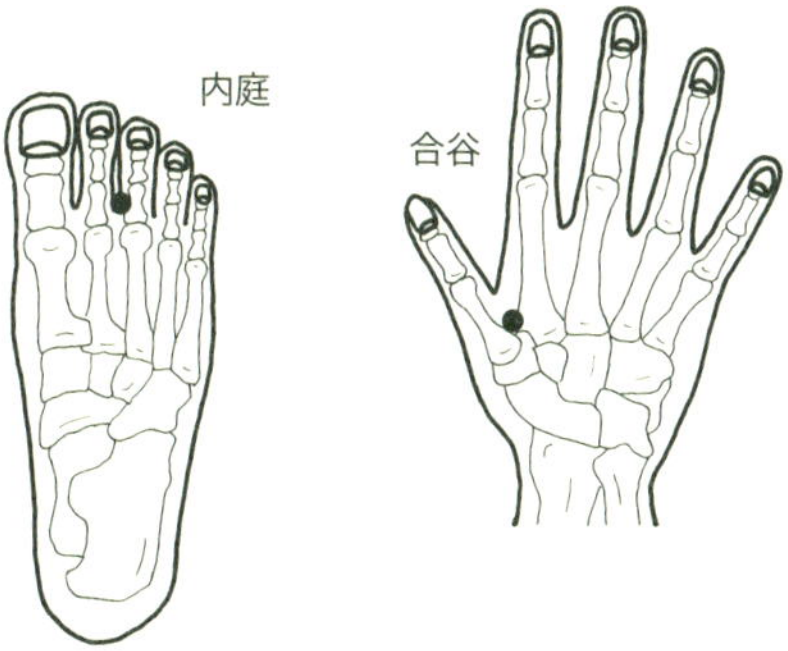

【合谷《ごうこく》】
手の甲で、親指と人差指の骨が交わるくぼみ

【内庭《ないてい》】
足の甲で、人差しの指と中指の間、水かき部分

㉙
咳

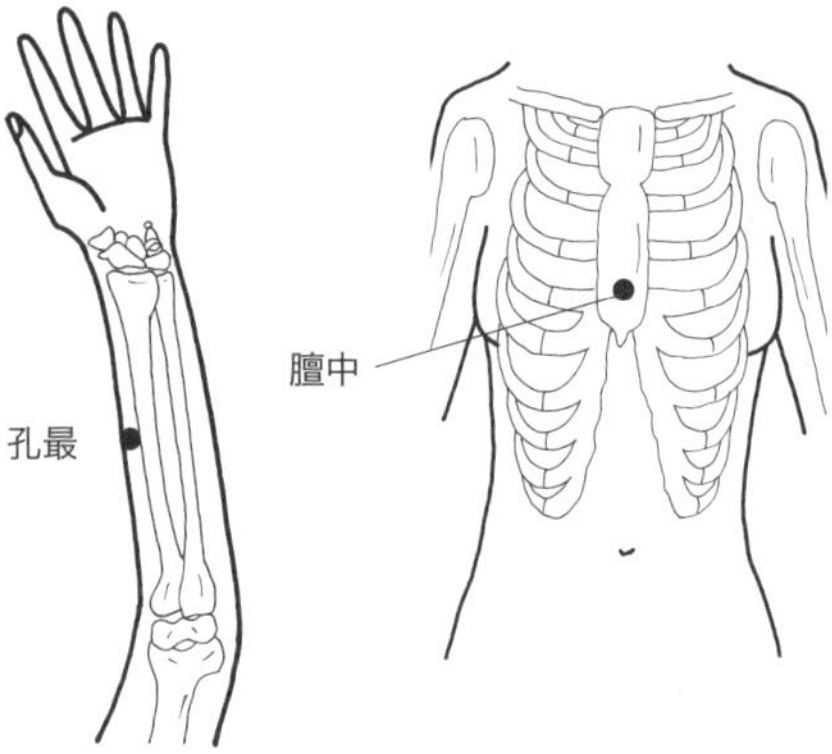

【膻中《だんちゅう》】

左右の乳頭を結んだ線の真ん中

【孔最《こうさい》】

肘の内側の線から指3本分下で真ん中より少し親指側

㉚
喉の痛み

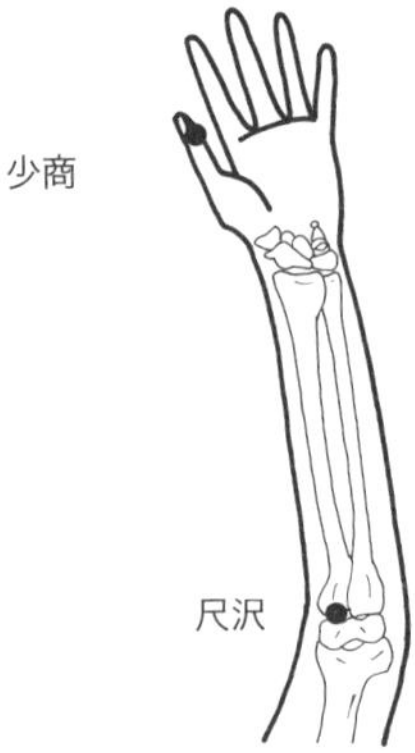

【少商《しょうしょう》】

手の親指で、人指し指側でない爪の付け根

【尺沢《しゃくたく》】

肘の内側の線上で真ん中より少し親指側のくぼみ

㉛
手足の冷え

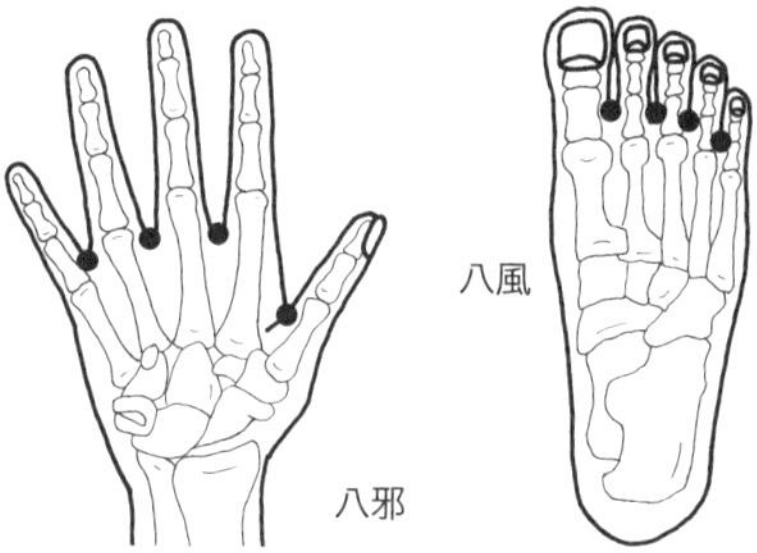

【八風《はっぷう》】
足の指の間で指の付け根、片足で4ヶ所ずつ

【八邪《はちじゃ》】
手の指の間で指の付け根、片手で4ヶ所ずつ

㉜
冷え症

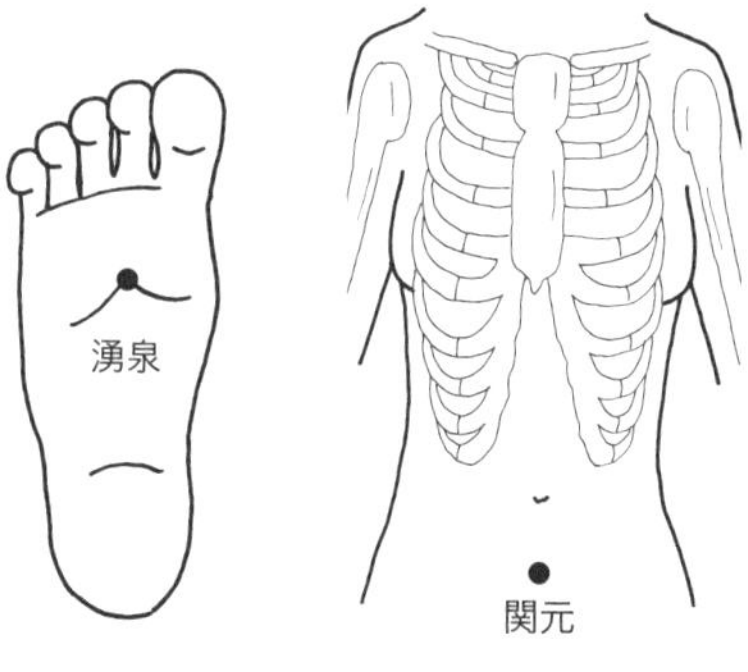

【関元《かんげん》】
おへそから指4本分下

【湧泉《ゆうせん》】
足の指を曲げた時にできる足裏のくぼみ

㉝

冷えのぼせ

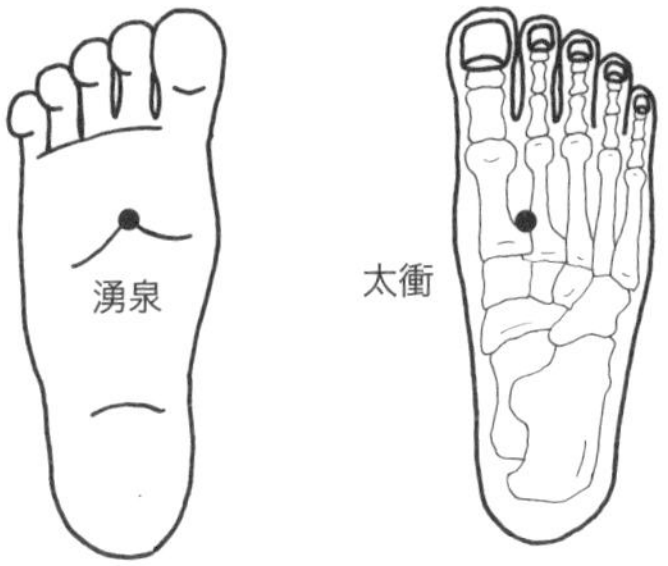

【太衝《たいしょう》】
足の親指と人差指の骨が交わる甲のくぼみ

【湧泉《ゆうせん》】
足の指を曲げた時にできる足裏のくぼみ

㉞

トイレが近い

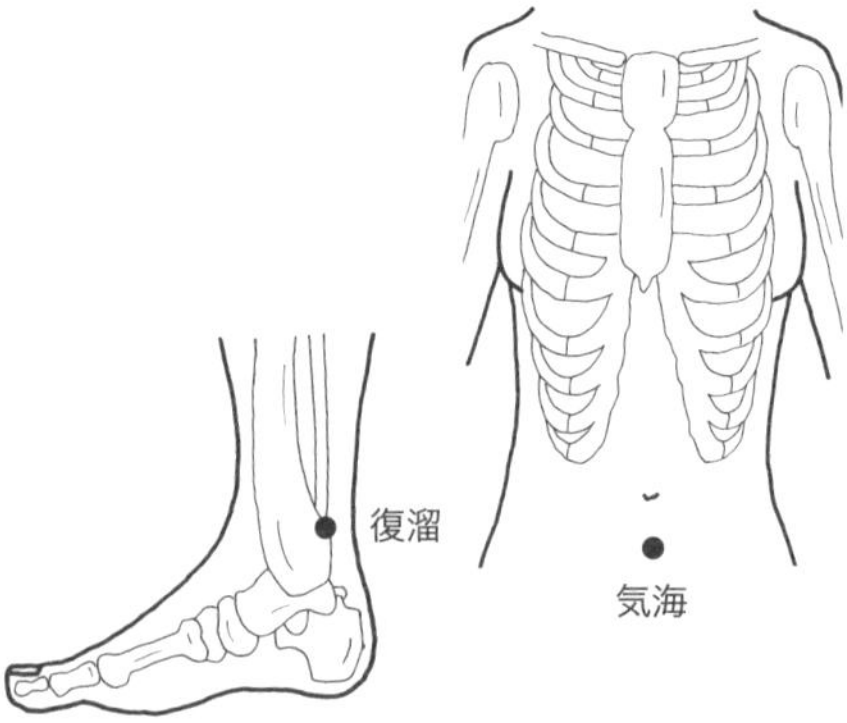

【気海《きかい》】
おへそから指2本分下

【復溜《ふくりゅう》】
内くるぶしから指3本分上の骨の後ろ際

㉟
高血圧

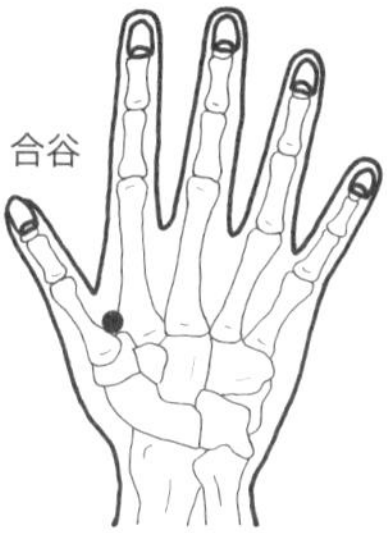

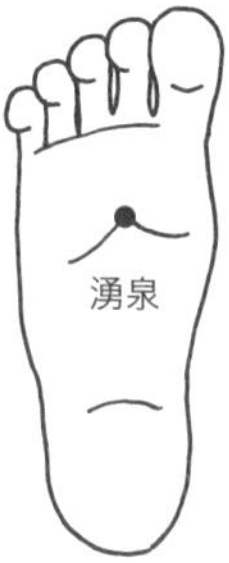

【湧泉《ゆうせん》】
足の指を曲げた時にできる足裏のくぼみ

【合谷《ごうこく》】
手の甲で、親指と人差指の骨が交わるくぼみ

㊱
メタボ改善

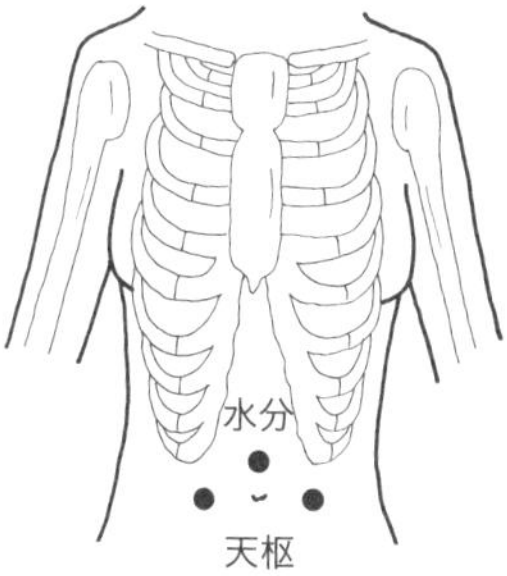

【水分《すいぶん》】
おへそから指1本分上

【天枢《てんすう》】
おへそから指3本分外

㊲

物忘れ

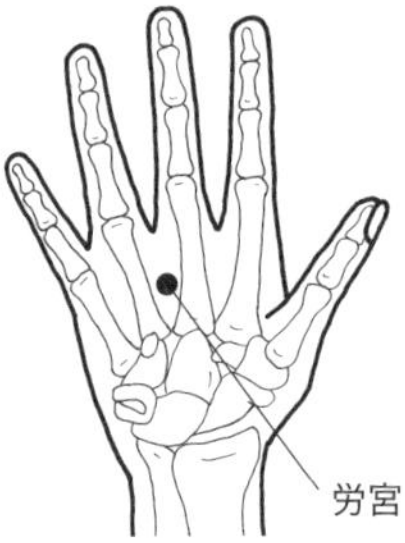

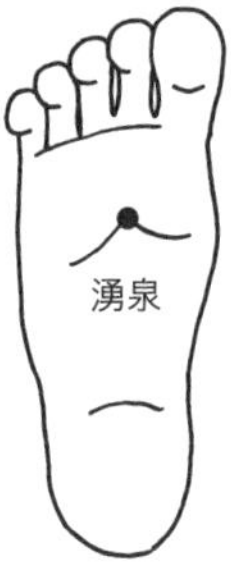

【湧泉《ゆうせん》】

足の指を曲げた時にできる足裏のくぼみ

【労宮《ろうきゅう》】

手を握った時、薬指の先端が当たるところ

㊳

四十肩・五十肩

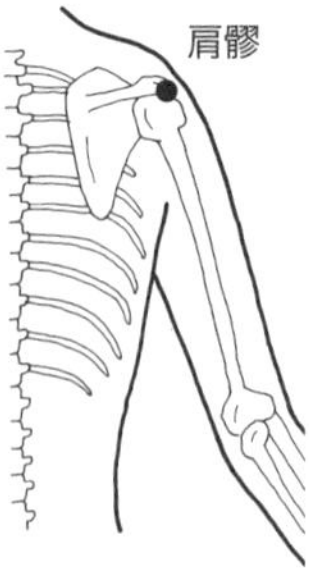

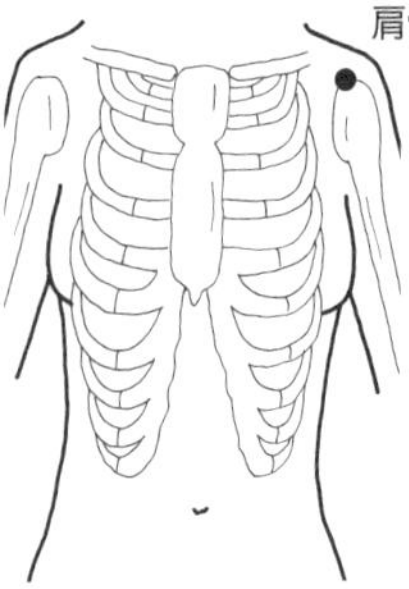

【肩髃《けんぐう》】

腕を真横に上げた時にできる肩の前側のくぼみ

【肩髎《けんりょう》】

腕を真横に上げた時にできる肩の後側のくぼみ

㊴
耳鳴り

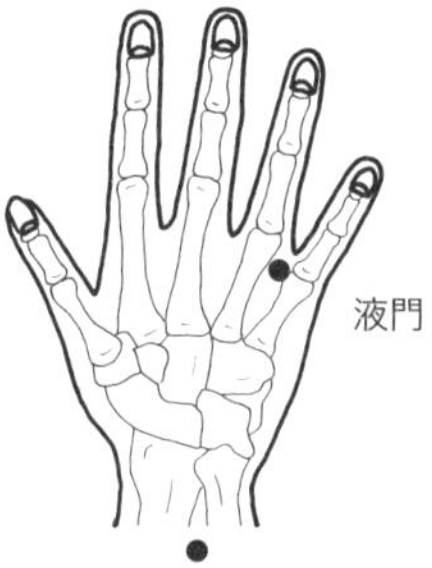

【 液門《えきもん》 】
手の甲で、薬指と小指の間、水かき部分

【 外関《がいかん》 】
手首の外側の線から指3本分上の2本のすじの間

㊵
めまい・立ちくらみ

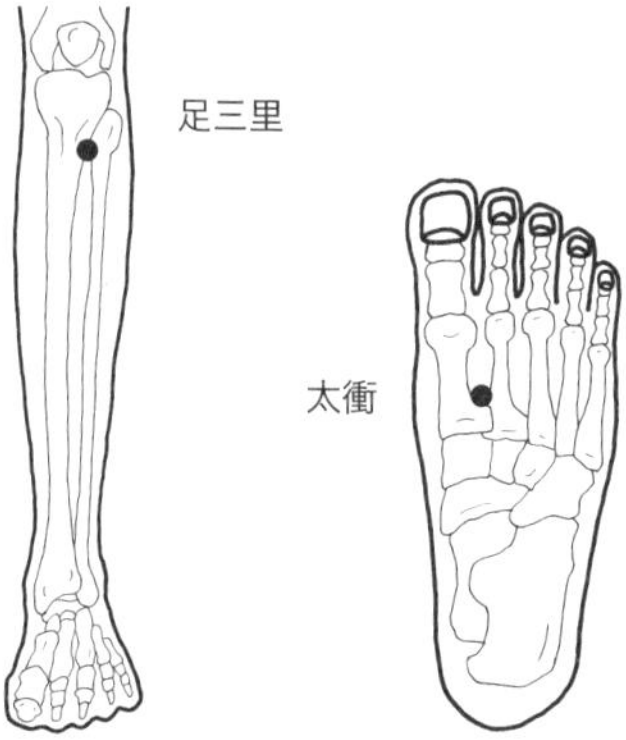

【 太衝《たいしょう》 】
足の親指と人差指の骨が交わる甲のくぼみ

【 足三里《あしさんり》 】
膝のお皿の外側下のくぼみから指4本分下

㊶
肌荒れ

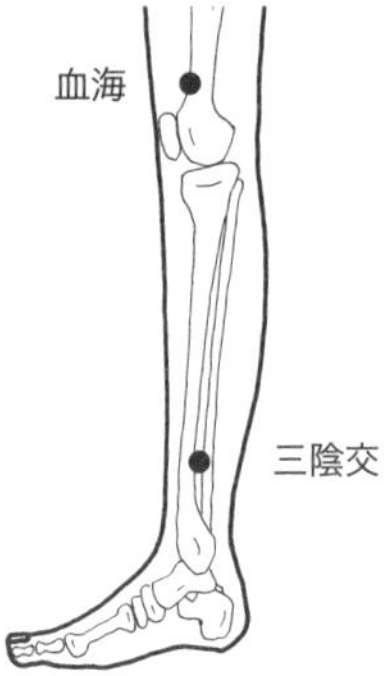

【 血海《けっかい》 】
膝のお皿の内側の上端から指3本分上

【 三陰交《さんいんこう》 】
内くるぶしから指４本分上の骨の後ろ際

㊷
髪の不調

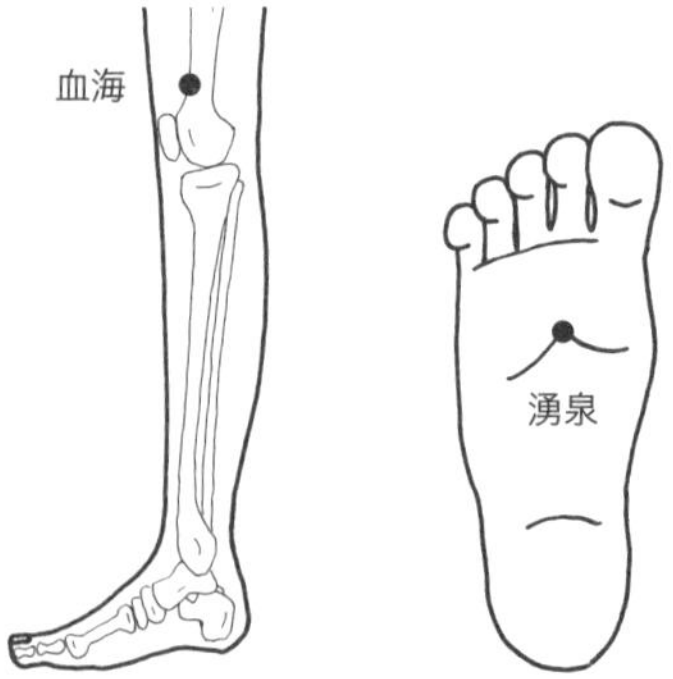

【 湧泉《ゆうせん》 】
足の指を曲げた時にできる足裏のくぼみ

【 血海《けっかい》 】
膝のお皿の内側の上端から指3本分上

㊸
アンチエイジング

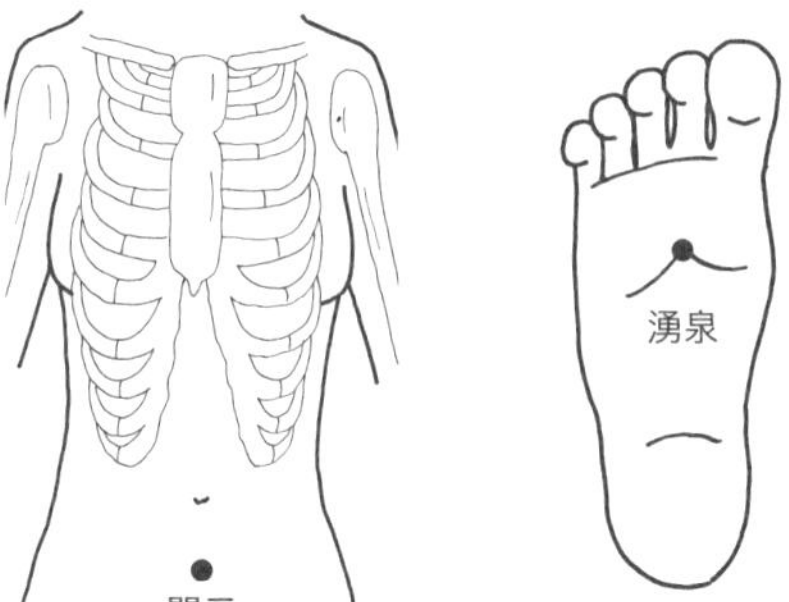

【湧泉《ゆうせん》】
足の指を曲げた時にできる足裏のくぼみ

【関元《かんげん》】
おへそから指4本分下

㊹
フェイシャルアンチエイジング

【三陰交《さんいんこう》】
内くるぶしから指4本分上の骨の後ろ際

【太白《たいはく》】
足の親指の側面で、丸い大きな骨を辿った土踏まずとの境のくぼみ

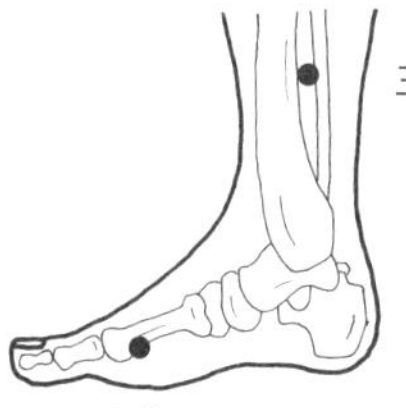

㊺
生理痛や生理不順

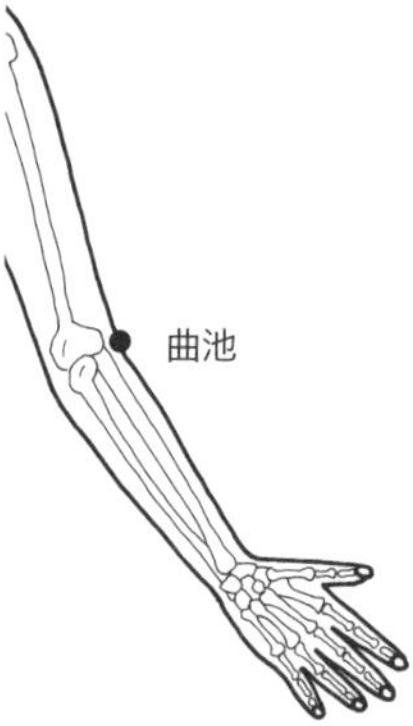

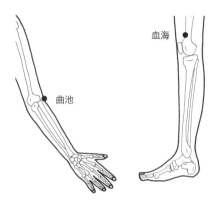

【血海《けっかい》】
膝のお皿の内側の上端から指3本分上

【曲池《きょくち》】
肘を曲げた時にできるシワの先端

㊻
不妊症

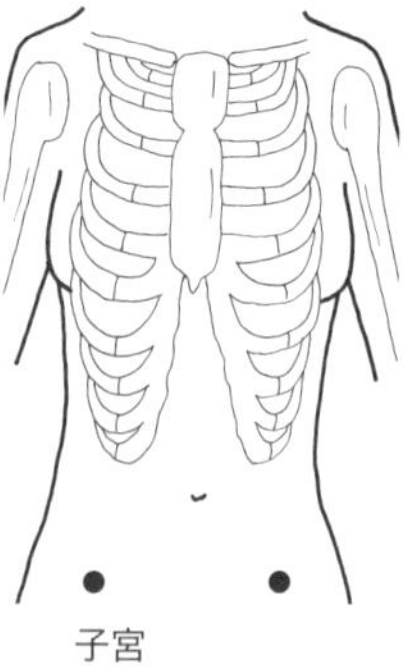

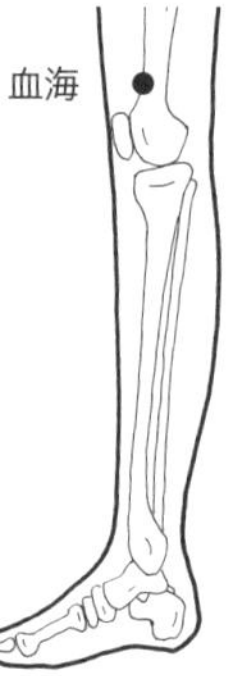

【血海《けっかい》】
膝のお皿の内側の上端から指3本分上

【子宮《しきゅう》】
おへそから指6本分下と骨盤の前の出っ張りを結ぶ線の真ん中

㊼
更年期障害

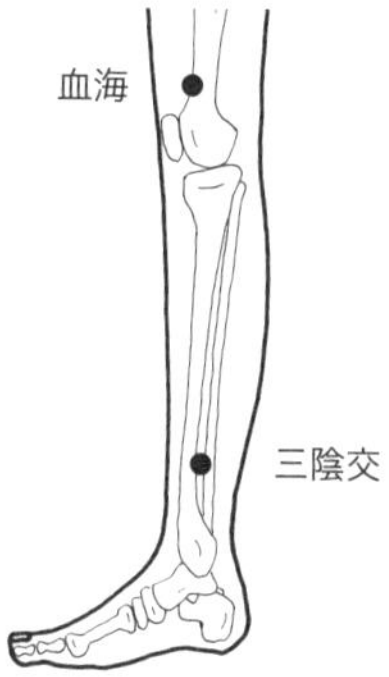

【血海《けっかい》】
膝のお皿の内側の上端から指3本分上

【三陰交《さんいんこう》】
内くるぶしから指４本分上の骨の後ろ際

COLUMN ❸

香りと記憶の関係

最近では、アロマセラピーの精油が認知症に役立つかもしれないという研究がされています。昼間はローズマリーやレモンの香りで脳に刺激を、夜はラベンダーやオレンジの香りでリラックスをするのがよいといわれ、その4種類の精油が売り切れ続出したこともありました。

精油成分の効果については、まだすべては解明はされていませんが、「香りを嗅ぐ」ということの、心（脳）への刺激や効果のお話をしてみたいと思います。

香りが鼻から入ると、香りの分子が鼻の奥の細胞で集められ、その情報が数々の神経を通って脳に伝わります。

最初に好き嫌いや喜怒哀楽を感じる大脳辺縁系《だいのうへんえんけい》に伝わり、その後、視床や視床下部を経て、今度は理屈で香りを識別する大脳新皮質《だいのうしんひしつ》に伝わります。

ちょっと難しい言葉が出てきましたが、ここでのポイントはひとつ。嗅覚は、ほかの五感と違って、本能（理屈より好き嫌い）や情動（感情）で一番最初に香りを感じ取る、正直で素直な感覚なのです。

心理学の分野では、香りにより記憶や感情がよみがえることを「プルースト現象」というそうです。フランス人作家のマルセル・プルーストの著書『失われた時を求めて』に出てくる、香りと記憶の話が由来となっています。

アロマセラピストとして心療内科

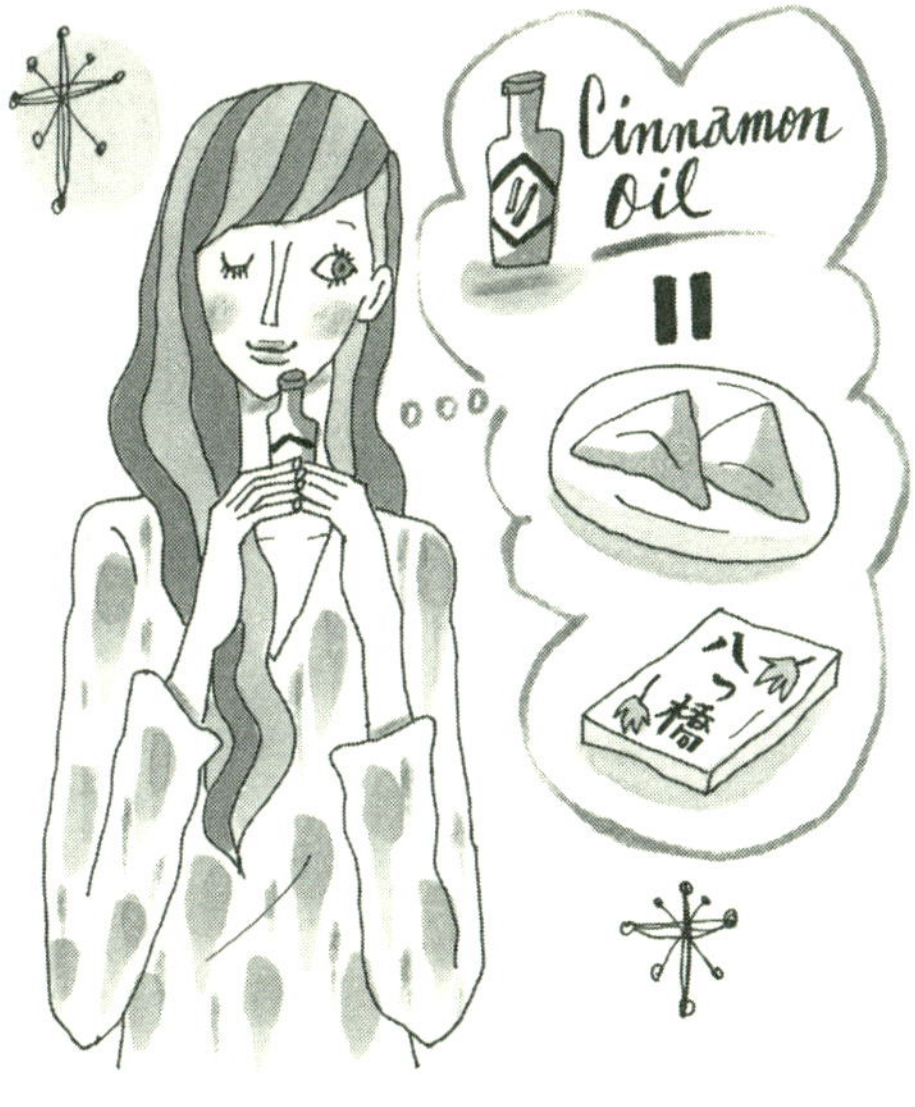

で働いていた時にも、香りと記憶の関係を裏づけるエピソードがいくつかありました。

子どもの頃、京都に住んでいたというパニック障害の患者さんが、シナモンの香りを嗅いだところ、お母さんがよくおやつで出してくれた八つ橋を思い出し、落ち着きを取り戻したのです。

また、何が嫌で会社に行けないかわからなかった出社拒否の引きこもりの患者さんが、パチュリの香りを嗅いだところ、ある上司の顔が浮かび、急に体調が悪くなりました。後にその上司の香水にパチュリが入っていたことが判明したのです。誰も想像しなかったことでした。

また、小さな頃にご両親が離婚され、国に帰ってしまったお父さんが噛んでいたガムやビールのウインターグリーンの匂いを嗅ぎ、ふとお父さんを思い出したという方もいました。

香りは昔の記憶を呼び覚ますのです。このような効果を、病気の治療に役立てるカウンセリングもあります。

第7章

本当のアロマセラピー

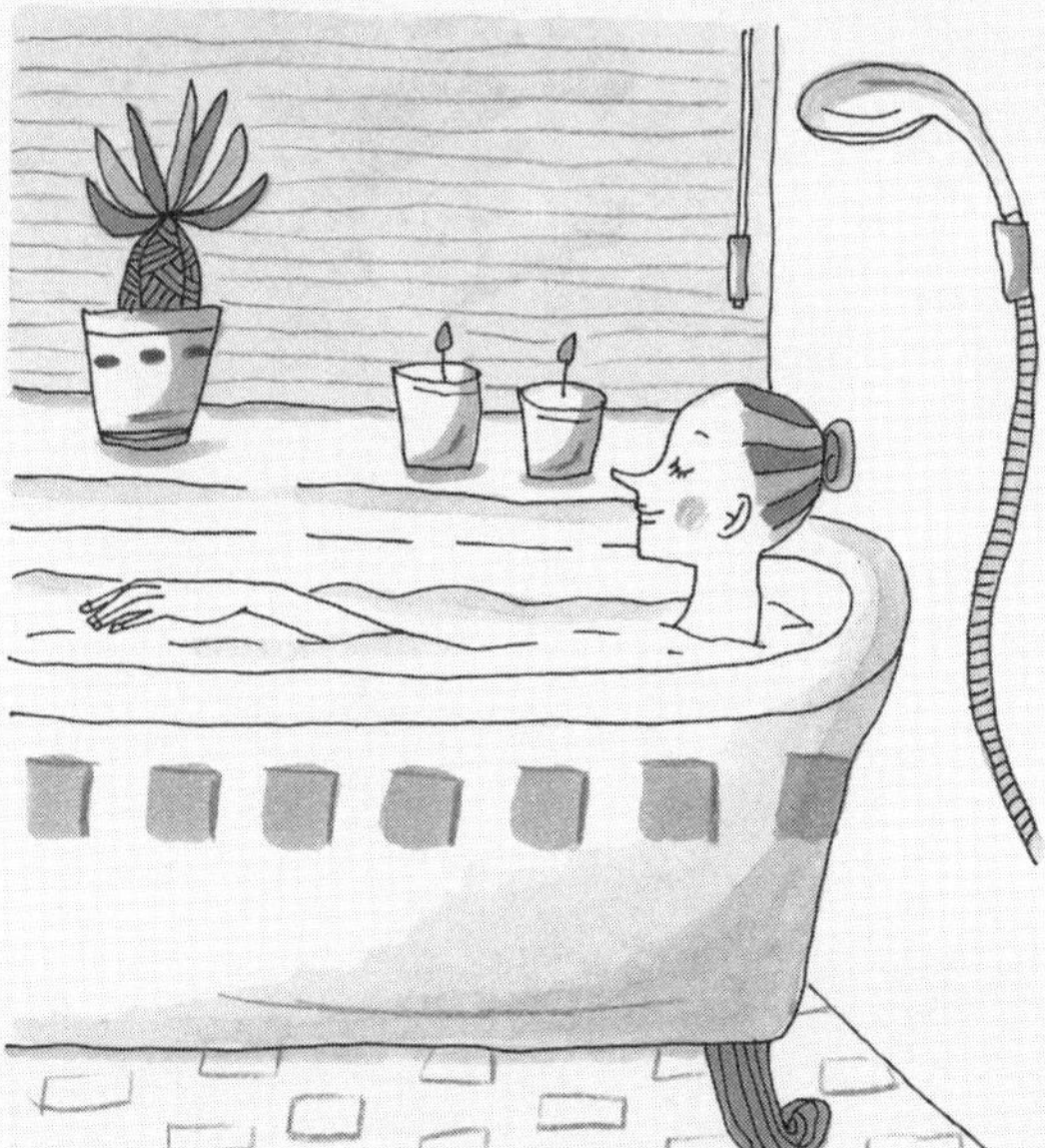

アロマセラピーを知っていますか？

みなさん、アロマセラピーという言葉を聞いたことがありますか？　そしてアロマセラピーとは本当はどんなものかご存知でしょうか。ここでは西洋医学や東洋医学とも併用できる、補完療法の代表「アロマセラピー」についてお話したいと思います。

私事ですが、私がアロマセラピストになった１９９０年代は、まだ日本にアロマセラピーという言葉が知れ渡る前でした。アロマセラピストの資格もまだ日本にはなく、アロマセラピストになってアロマセラピーを日本中に広めたい、と覚悟を決めて、長年勤めていたレコード会社を退職し、フランス～イギリスへ渡りました。言葉の壁の中、異国の地で懸命に勉強してアロマセラピストの資格を取得しました。それは決して片手間にできるものではありませんでした。

当時、日本にはまだ私を含めた10名以下のアロマセラピストしかいませんでしたが、今では日本でも民間資格が発行され、多くのアロマセラピストが輩出されています。

「アロマセラピー」は、直訳すると「芳香療法」「香りによる癒し」。心と身体は常につながっており、癒しは人々の心と身体の健康に欠かせないものなのです。多くの方々がアロマセラピーに興味を持ち、知識を得て生活に役立てていることは、日本の医療にとって、とてもよいことだと思います。

そしてせっかくですから、この本をきっかけに、アロマセラピストの方々にも東洋医学の理にかなった考え方や素晴らしさをもっと知っていただきたいと思っています。アロマセラピーと東洋医学は、基本となる考え方がとてもよく似ているのです。現在アロマセラピーを仕事とされている方々も、東洋医学を併用して活用していただけると、さらにセラピーの幅が広がるのではないかと考えます。

本当のアロマセラピーとは

第1章で述べたように、東洋医学の特徴の一つは「人が本来持って生まれた『自然治癒力《しぜんちゆりょく》』を高め、『恒常性』を保ち、『未病』を治すということ」です。

そしてアロマセラピーも、人が本来持って生まれた「自然治癒力」（傷や病を治そうとする力）や「恒常性《こうじょうせい》」（いつも同じ健康状態を保とうとする性質）を手助けしたり、「病気」や「未病《みびょう》」（病気になる手前）、「不定愁訴《ふていしゅうそ》」（原因不明の不調）に付随する心や身体の不調を、リラクゼーションやリフレッシュで和らげ、改善していくことを得意としています。

また最近では、美容促進のために、美容鍼にアロマセラピーのオイルトリートメントを組み合わせて行う治療院もあります。


では、アロマセラピーとは実際にどんなことを指すのでしょうか。アロマセラピーとは、芳香植物から抽出する香り成分「精油」を使って、心や身体のバランスを整え、美と健康に導く、自然療法のことを指します。

アロマセラピーでは「全体的に物事を見る（ホリスティック）」という考え方が大切になります。これも東洋医学と類似する部分です。ホリスティックなアロマセラピーとは、不調部分に加え、その人が今おかれている状況、とりまく環境、生まれ持った体質や性格、遺伝的要素、以前の病歴など「全体を考慮しながら」その人に見合う精油を考え、組み合わせてアロマセラピーを行っていくことをいいます。

アロマセラピーを行うにあたっての注意

精油は、医薬品ではありませんが、多くの自然の化学成分がとても濃縮されたものなので、取り扱いには充分な注意が必要です。

1. 服用しないこと。
2. 目に入らないようにすること。
3. 原液のまま皮膚につけないこと。
4. ミカン科やセリ科の植物の精油には、種類により光毒性《ひかりどくせい》があるので、アロマセラピートリートメント（アロマオイルマッサージ）で身体に使用した後は直射日光に当たらないこと。
5. 妊娠中や妊娠初期そして病気により使用できない精油があるので注意すること。
6. 子どもや高齢者は精油の影響を受けやすく反応が過敏に出るので、使う時はごく少量から使い、その後も充分に留意しながら使用すること。
7. 精油は引火性があるので火のそばに保管しないこと。
8. 精油は蒸発しやすいので必ずフタを閉めること。

●精油の原液使用について

原液のまま皮膚につけることができる精油もありますが、アロマセラピーをきちんと学んだことがない方は、使い方を誤り危険を伴う可能性がありますので、原液のままつけることはしないでください。

●光毒性に注意

ミカン科やセリ科の「光毒性」とは、アロマセラピートリートメントやアロマオイルマッサージで皮膚に塗った後に紫外線に当たると、色素沈着や炎症など皮膚刺激反応を起こすことをいいます。化学成分のラクトン類フロクマリンが入っているからです。主にベルガモット、レモン、グレープフルーツ、アンジェリカルートの精油に注意しましょう。最近ではフロクマリンの成分を抜いた光毒性の出ないベルガモットの精油も売られています。

●妊娠初期や妊娠中に避けるべき精油

妊娠初期や妊娠中に使用できない精油が数多くあります。なかには、妊娠中期〜後期には使用できる物もありますが、本来はセラピストが産科の医師や助産師と身体の状態を相談しながら施術するものなので、自己判断で使用するのは危険を伴うため、やめましょう。

ラベンダー、ゼラニウム、カモミール、イランイラン、クラリセージ、ペパーミント、スイートマジョラム、サイプレス、ジュニパー、バジル、フェンネル、ジャスミン、ローズ、ローズマリー、シダーウッド、ヒノキ、レモングラス、メリッサ（レモンバーム）、ベチバー、セージ、ヒソップ、タイム、オレガノ、シナモン、ユーカリプタス、ナツメグ、クローブ、アニス、パルマローザなど。

●グレープフルーツ精油は降圧剤などと併用禁止

グレープフルーツの精油に入っている成分は、肝臓で薬が代謝される時に必要な腸にある酵素、チトクロームＰ４５０（ＣＹＰ４５０）の働きを邪魔して、薬の効果の持続時間や薬の濃度をくるわせてしまう可能性があるため、血圧降下剤や高脂血症、不整脈、睡眠導入の薬を使用している方は、グレープフルーツの精油の使用は禁止です。

●そのほか病気の人が避けるべき精油

バーチやウインターグリーンなどの精油には、サリチル酸メチルという成分が99％以上も含まれているため、糖尿病や糖尿病予備群として治療をされている方には適しません。インスリンの分泌に作用し、低血糖になる恐れがあるからです。

ほかにも、フェンネルやアニスの精油には、アネトールという成分が含まれていて女性ホルモン様作用があり、身体の中のエストロゲンレセプターに反応するため、女性ホルモンに関わる重い症状や病気を持っている方には適しません。

また、リコリスの精油は低カリウム血症になる可能性があるため、一度に多量は使用できません。

ユーカリプタスやティートゥリーの精油は、わずかに毒性のある成分も含まれているため、原産国ではドクロマークの棚に保管されていることもあります。この毒性の成分とは「ケトン」。高い抗菌効果があるので、うがい薬やのど飴、石鹸などによく使われます。アロマセラピーではきちんと用量を守って使用しましょう。

余談ですが、ケトンは人が飢餓状態や栄養失調の時に身体に出てくる酸性物質でもあります。本来、脳や筋肉の主なエネルギー源はブドウ糖で、通常はインスリンというホルモンによってブドウ糖が身体に取り込まれて、脳や筋肉が正常に働いています。インスリンやブドウ糖自体が不足して身体に利用できなくなると、代わりにタンパク質や、蓄えられた脂肪を分解してエネルギーとして使い始め、その時に副産物として体内に生じるのが「ケトン」なのです。

炭水化物ダイエットや糖質オフダイエットは、ブドウ糖をあえて不足させた状態を利用したダイエットです。確かに脂肪が分解されればやせますが、一緒にタンパク質も分解されてしまうので、皮膚や髪、身体のほかの細胞や臓腑にも大なり小なり影響が出ます。かといって、タンパク質をとり過ぎると、腎臓や肝臓への負担が増えたり、カルシウム不足になったりします。ですから、糖質をすべてオフにしてしまうのではなく、低糖質にすることがポイントです。ちなみにこのケトンを摂取したそばから完全に体内で解毒できるのは、生物の中でコアラだけといわれています。

アロマセラピーの簡単な利用方法

1．芳香浴

芳香浴とは、精油の香りをアロマポットやアロマライト、アロマディフューザーで部屋に拡散し、香りを嗅いでリラクゼーションやリフレッシュに役立てる方法をいいます。

・アロマポット……キャンドルに火をつけて、水と精油を入れた器を温め、精油の香りを拡散させる。

＊アロマポットを使用する際には、風のないところやカーテンなど燃えやすい物がないところで使用し、火の側から離れないように気をつけましょう。

・アロマライト……電気で温められた器に入れた精油の香りを拡散させる。

・アロマディフューザー……超音波で精油をミスト状にして香りを拡散させる。

また、これらの器具を持っていなくても、スプレー容器に無水エタノール、精油、精製水を入れて作ったエアフレッシュナーをスプレーして精油の香りを拡散させたり、耐熱性の器にお湯と精油を入れてその湯気により精油の香りを拡散させる方法もあります。

●エアフレッシュナー

作り方 無水エタノール2㎖、精油5滴、精製水45㎖の順に、50㎖用のスプレー容器に入れ、よく振って混ぜるだけ。

2.アロマバス

●全身浴

アロマバスとは、お湯を張った湯船に精油を5滴ほど垂らして入浴する方法です。

ただし、精油は水にもお湯にも溶けないため「よくかき混ぜてから」入浴するようにしてください。かき混ぜずに入浴すると、精油は水やお湯より軽いので表面に浮いて膜をつくり、皮膚に付着して皮膚炎の原因になることがあります。

また、家族で順番に沐浴する場合は、一人が5滴入れてしまうと、3人いれば最後の人は15滴の精油が入ったお風呂に入ることになり、危険を伴います。最後の人が入る時点で合計5滴になるようにしましょう。香りは蒸発しても、蒸発しない成分が残っ

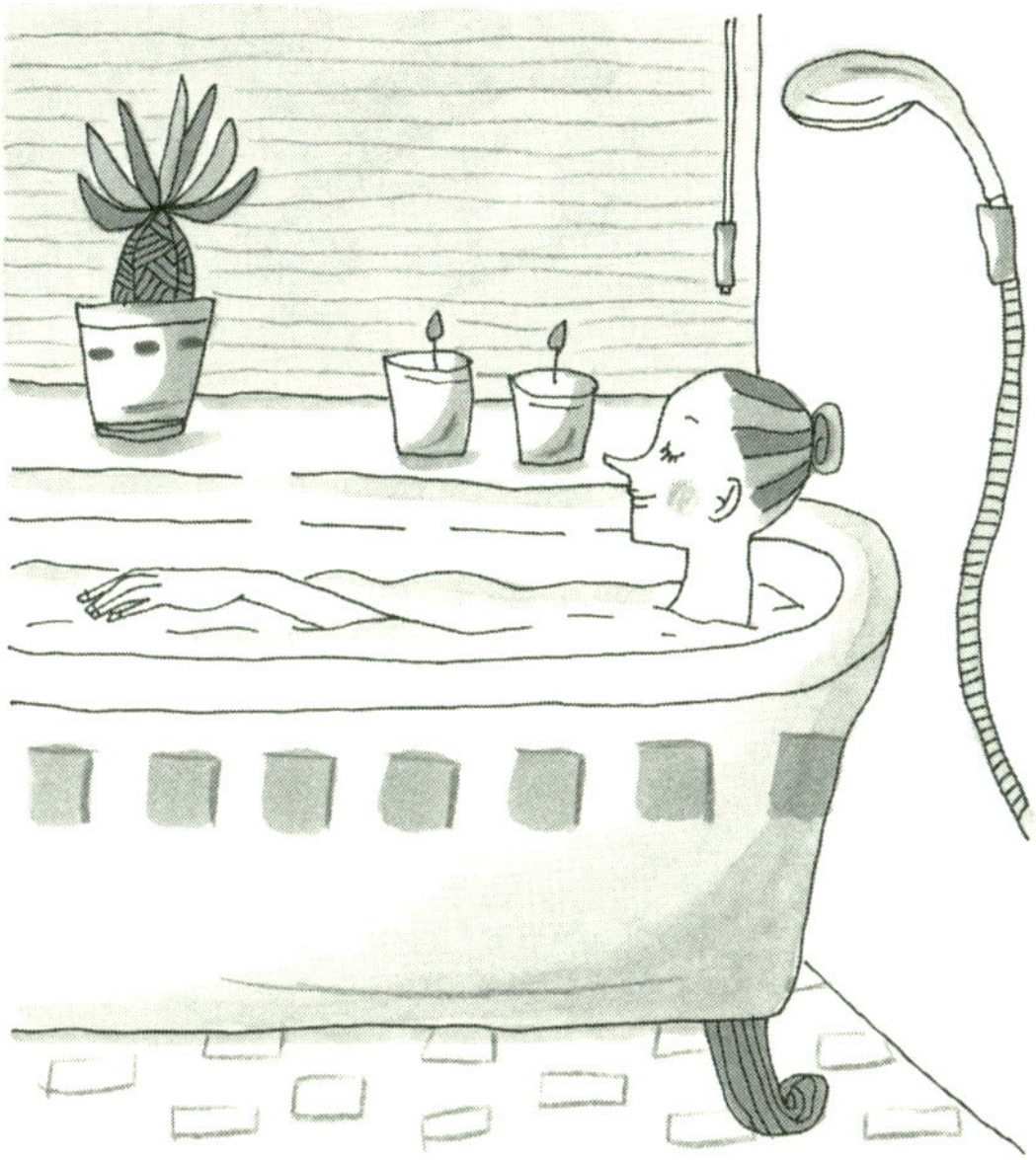

ています。注意しましょう。

●**半身浴**

全身を浸かることができない場合は半身浴をしてみましょう。半身浴の場合は、湯船に半分程のお湯を張り、精油を3滴程垂らし、よくかき混ぜてから入浴します。湯船に座ってゆっくり浸かり、上半身はタオルなどで覆い冷やさないようにしましょう。

●**足浴、手浴**

半身浴も難しいという場合は、足浴や手浴をしましょう。足浴や手浴の場合は、洗面器にお湯を張り、精油を1滴程垂らし、よくかき混ぜてから足や手を入れます。

特に足浴は、全身を温めることができる上、高齢者や病気で体力が無い方でも身体への負担が少ないのでおすすめです。ゆっくり浸かると汗をかく程、身体が温まります。

●**ミネラル入りボディスクラブ**

モナコのスパサロンで「マキシ・ミネラル」という身体のマッサージコースを受けた時、アロマオイルマッサージの前に、自然塩を使ったゴマージュ（古い角質を取り除き、毛穴のつまりや肌のくすみを改善する垢すりのようなもの）を受けました。肌がツルツルになり気持ちがよかったので、普段使いのレシピを紹介します。膝やかかとの角質取りにおすすめです。

作り方 自然塩50g、キャリアオイル5mℓ、精製水5mℓ、精油5滴をまとめてビニール袋に入れてよく揉んで混ぜ合わせます。

3. 吸入

吸入とは、ハンカチやタオル、マスクやティッシュに精油を1滴垂らして香りを嗅ぐだけの簡単な方法です。これがとても役立ちます。

- 風邪の季節……マスクの端にティィートゥリーやユーカリプタス
- 花粉症の季節、乗り物酔い……ペパーミント
- 病院の待合室や混んだ電車で匂いが気になる……スイートオレンジ
- 眠れない、イライラする……ラベンダー

スイートオレンジの精油は黄色なのでタオルやハンカチに色がつきますが、洗濯すると色は落ちますのでご安心を。

私はいつもラベンダー、ペパーミント、スイートオレンジの３本の精油をどこに行くにも持ち歩いていて、時と場合により使い分けています。

4．湿布

湿布とは、洗面器に、温湿布の場合はお湯を、冷湿布の場合は水や氷水を張り、精油を２滴程垂らしてかき混ぜず、表面に広がった精油の膜をタオルを浮かべて吸い取り、絞って患部にあてる方法です。

私は、自分自身の首・肩の凝りの時に、自分で鍼灸治療を行い、最後にペパーミントの精油を垂らして温湿布を作り、首の後ろにあててリラックスをしています。とても気持ちのよいものなので、おすすめです。

5．アロマセラピートリートメント、アロマオイルマッサージ

キャリアオイルまたはベースオイルと呼ばれる植物油に、精油を数滴ブレンドして、身体に

塗布しながらトリートメントやマッサージをします。身体用では2・5％希釈で、10㎖のキャリアオイルに5滴の精油で作ります（顔用は0・5％希釈で、10㎖のキャリアオイルに1適の精油で作ります）。

マッサージという言葉は、日本では、指圧按摩マッサージ師の国家資格がある人ができる施術に使う言葉で、アロマオイルマッサージとはやり方も種類もまったく違うものなので区別しましょう。ちなみに、この本では、「アロマセラピートリートメント」はオイルを塗布した後、スウェーディッシュマッサージという方法で行う施術のこと、「アロマオイルマッサージ」はオイルを塗布した後、筋肉や神経、血管、経絡、ツボなどを意識して行う施術を指しています。

市販のキャリアオイルには、主に、ホホバオイル、スイートアーモンドオイル、ピーチカーネルオイル、アプリコットカーネルオイル、グレープシードオイルなどがあります。

私の治療室では、鍼灸施術の後、必要に応じてアロマセラピートリートメントやアロマオイルマッサージを行うことがあります。第3章や第6章に記したツボを意識して圧しながらのアロマオイルマッサージはまさに東洋医学と補完療法の融合で、相乗効果もあり、おすすめです。

各タイプ別に合う精油2選と使い方

精油は何十種類もありますが、なかには同じような成分を含んでいるものも数多くあります。高価な精油もあるため、症状に合わせて何種類も購入するには大変なこと。ここでは、比較的購入しやすく、いろいろな症状に役立つ精油（臨床でも効果が見られたもの）をご紹介します。各タイプ別、症状別に2種類ずつ選びました。それぞれに適した利用方法も記載しておきます。

精油は2種類を別々にでも、一緒に使用してもよいのですが、使用する合計滴数は必ず守ってください。たとえば、元気不足タイプの方のアロマバスの全身浴で、5滴入れたい場合は、どちらか一方の精油を5滴か、2種類の精油を使う場合は合計で5滴になるよう使用します。

❶ 元気不足タイプ【気虚《ききょ》】

【 精油 】

ゼラニウム
スイートオレンジ

【 利用法 】

芳香浴、アロマバス、吸入、アロマセラピートリートメント、アロマオイルマッサージ

❷ 血液不足タイプ【血虚《けっきょ》】

【 精油 】

ローズマリー
レモン

【 利用法 】

アロマバス、アロマセラピートリートメント、アロマオイルマッサージ

❸ 水分不足タイプ【陰虚《いんきょ》】

【 精油 】

ラベンダー
カモミール

【 利用法 】

アロマバス、アロマセラピートリートメント、アロマオイルマッサージ

❹ 冷え冷えタイプ【陽虚《ようきょ》】

【 精油 】

スイートオレンジ
スイートマジョラム

【 利用法 】

アロマバス、温湿布、アロマセラピートリートメント、アロマオイルマッサージ

❺

血行不良タイプ【瘀血《おけつ》】

【 精油 】

ゼラニウム
クラリセージ

【 利用法 】

アロマバス、温湿布、アロマセラピートリートメント、アロマオイルマッサージ

❻

気詰まりタイプ【気滞《きたい》】

【 精油 】

ラベンダー
ペパーミント

【 利用法 】

芳香浴、アロマバス、吸入、アロマセラピートリートメント、アロマオイルマッサージ

❼

代謝不良タイプ【水滞《すいたい》】

【 精油 】

ジュニパー
グレープフルーツ

【 利用法 】

アロマバス、アロマセラピートリートメント、アロマオイルマッサージ

各症状別に合う精油2選と使い方

①頭痛

【精油】

ラベンダー
ペパーミント

【利用法】

芳香浴、アロマバス、吸入、冷湿布、アロマセラピートリートメント、アロマオイルマッサージ
＊冷湿布の場合はタオルをおでこにあててください。

②首凝り

【精油】

ラベンダー
ペパーミント

【利用法】

アロマバス、温湿布、アロマセラピートリートメント、アロマオイルマッサージ

③肩凝り

【精油】

ローズマリー
ラベンダー

【利用法】

アロマバス、温湿布、アロマセラピートリートメント、アロマオイルマッサージ

④

手足のむくみ

【 精油 】

グレープフルーツ
ジュニパー

【 利用法 】

アロマバス、温湿布、アロマセラピートリートメント、アロマオイルマッサージ

⑤

胃の痛み

【 精油 】

カモミール
ペパーミント

【 利用法 】

アロマバス、温湿布、アロマセラピートリートメント、アロマオイルマッサージ

⑥

乗り物酔いや吐き気

【 精油 】

ペパーミント
レモン

【 利用法 】

芳香浴、吸入、うがい
＊うがいの場合は、コップに水少々、精油１滴、残りの水、の順に入れ、よく拡散させてうがいをします。

⑦

下 痢

【 精油 】

カモミール
スイートマジョラム

【 利用法 】

アロマバス、温湿布、アロマセラピートリートメント、アロマオイルマッサージ

⑧ 便 秘

【 精油 】

スイートオレンジ
ローズマリー

【 利用法 】

アロマバス、温湿布、アロマセラピートリートメント、アロマオイルマッサージ

⑨ 腰や膝の痛み

【 精油 】

ローズマリー
ラベンダー

【 利用法 】

アロマバス、時と場合により温湿布または冷湿布、アロマセラピートリートメント、アロマオイルマッサージ

⑩ 脚がつる

【 精油 】

ペパーミント
スイートマジョラム

【 利用法 】

アロマバス、温湿布、アロマセラピートリートメント、アロマオイルマッサージ

⑪ 腱鞘炎

【 精油 】

ユーカリプタス
ペパーミント

【 利用法 】

アロマバス、冷湿布、アロマセラピートリートメント、アロマオイルマッサージ

⑫
歯の痛み

【精油】

ラベンダー
クローブ

【利用法】

塗布、うがい

＊塗布の場合は、綿棒に精油を微量含ませ歯茎にそっと塗ります。

＊うがいの場合は、コップに水少々、精油１滴、残りの水、の順に入れ、よく拡散させてうがいをします。

⑬
筋肉痛

【精油】

ジュニパー
スイートマジョラム

【利用法】

アロマバス、時と場合により温湿布または冷湿布、アロマセラピートリートメント、アロマオイルマッサージ

⑭
緊張をほぐす

【精油】

ラベンダー
オレンジ

【利用法】

芳香浴、アロマバス、吸入、温湿布、アロマセラピートリートメント、アロマオイルマッサージ

⑮
不 眠

【精油】

ラベンダー
スイートオレンジ

【利用法】

芳香浴、アロマバス、吸入、温湿布、アロマセラピートリートメント、アロマオイルマッサージ

＊温湿布の場合は、タオルを首の後ろや肩にあててください。目の上にはのせないでください。

⑯ ストレス・イライラ

【 精油 】

グレープフルーツ
イランイラン

【 利用法 】

芳香浴、アロマバス、吸入、温湿布、アロマセラピートリートメント、アロマオイルマッサージ

＊温湿布の場合は、タオルを首の後ろや肩にあててください。

⑰ 不安感・うつ状態

【 精油 】

ラベンダー
ゼラニウム

【 利用法 】

芳香浴、アロマバス、吸入、温湿布、アロマセラピートリートメント、アロマオイルマッサージ

＊温湿布の場合は、タオルを首の後ろや肩にあててください。

⑱ 花粉症

【 精油 】

ペパーミント
ユーカリプタス

【 利用法 】

芳香浴、アロマバス、吸入

⑲ かゆみ

【 精油 】

カモミール
ラベンダー

【 利用法 】

アロマバス、冷湿布、アロマセラピートリートメント、アロマオイルマッサージ

⑳
夏バテ

【 精油 】

ペパーミント
レモン

【 利用法 】

芳香浴、アロマバス、吸入、時と場合により温湿布または冷湿布、アロマセラピートリートメント、アロマオイルマッサージ

㉑
汗

【 精油 】

ペパーミント
ローズマリー

【 利用法 】

アロマバス、冷湿布、アロマセラピートリートメント、アロマオイルマッサージ

㉒
風邪

【 精油 】

ユーカリプタス
ティートゥリー

【 利用法 】

芳香浴、アロマバス、吸入、時と場合により温湿布または冷湿布、アロマセラピートリートメント、アロマオイルマッサージ

㉓
鼻水・鼻詰まり

【 精油 】

ペパーミント
ユーカリプタス

【 利用法 】

芳香浴、アロマバス、吸入

㉔
咳

【 精油 】

ペパーミント
ユーカリプタス

【 利用法 】

芳香浴、アロマバス、吸入、冷湿布、アロマセラピートリートメント、アロマオイルマッサージ

＊喘息の方は「吸入」はしないでください。冷湿布の場合はタオルを胸元にあててください。

㉕
喉の痛み

【 精油 】

ティートゥリー
ユーカリプタス

【 利用法 】

芳香浴、アロマバス、吸入、うがい

＊うがいの場合は、コップに水少々、精油1滴、残りの水、の順に入れ、よく拡散させてうがいをします。

㉖
冷え症・手足の冷え

【 精油 】

スイートオレンジ
スイートマジョラム

【 利用法 】

アロマバス、温湿布、アロマセラピートリートメント、アロマオイルマッサージ

＊温湿布の場合は、タオルを冷えているところ、または首の後ろや肩、脇、お腹や背中、脚の付け根、腰、手足にあててください。

㉗
耳鳴り

【 精油 】

ジュニパー
ローズマリー

【 利用法 】

アロマバス、時と場合により温湿布また冷湿布、アロマセラピートリートメント、アロマオイルマッサージ

＊温湿布または冷湿布の場合は、タオルを耳の後ろ下にあててください。

㉘

高血圧

【精油】

イランイラン
レモン

【利用法】

芳香浴、アロマバス、吸入、温湿布、アロマセラピートリートメント、アロマオイルマッサージ

＊温湿布の場合は、タオルを首の後ろにあててください。

㉙

メタボ改善

【精油】

ローズマリー
グレープフルーツ

【利用法】

芳香浴、アロマバス、吸入、アロマセラピートリートメント、アロマオイルマッサージ

㉚

物忘れ

【精油】

ローズマリー
レモン

【利用法】

芳香浴、アロマバス、吸入、アロマセラピートリートメント、アロマオイルマッサージ

㉛

肌荒れ

【精油】

カモミール
ラベンダー

【利用法】

アロマバス、アロマセラピートリートメント、アロマオイルマッサージ

㉜ 髪の不調

【精油】

ローズマリー
カモミール

【利用法】

アロマバス、アロマセラピートリートメント、アロマオイルマッサージ

＊アロマセラピートリートメントやアロマオイルマッサージの場合は、頭皮をマッサージしてください。

㉝ アンチエイジング

【精油】

ゼラニウム
クラリセージ

【利用法】

芳香浴、アロマバス、吸入、アロマセラピートリートメント、アロマオイルマッサージ

㉞ 生理痛や生理不順

【精油】

ゼラニウム
カモミール

【利用法】

アロマバス、アロマセラピートリートメント、アロマオイルマッサージ

㉟ 不妊症

【精油】

ローズ
ゼラニウム

【利用法】

芳香浴、アロマバス、吸入、温湿布、アロマセラピートリートメント、アロマオイルマッサージ

＊温湿布の場合は、タオルを下腹部または腰にあててください。

㊱

更年期障害

【 精油 】

クラリセージ
ラベンダー

【 利用法 】

芳香浴、アロマバス、吸入、アロマセラピートリートメント、アロマオイルマッサージ

アロマセラピーの精油と漢方の生薬の関係

漢方の生薬と、アロマセラピーの精油や植物油は、同じ植物から採れるものも数多く、なかには同じ成分も含まれており、類似した効果が期待できます。類似した効果というのは、生薬にすると蒸発してしまう成分や濃縮される成分もあるので、まったく同じ効果とはいえないのです。以下、生薬と精油で同じ植物から採れるものを紹介します。

- 丁香《ちょうこう》……クローブ（胃の働きをよくする、身体を温める、抗菌）
- 小茴香《しょううういきょう》……フェンネル（消化を助ける、女性ホルモン様作用）
- 甘草《かんぞう》……リコリス（胃の不調に、咳止め、精油の調和をとる）
- 杏仁《きょうにん》……アプリコットカーネル（咳止め、便秘）
- 桃仁《とうにん》……ピーチカーネル（血流改善、便秘）
- 桂皮《けいひ》……シナモン（風邪初期、手足の冷え、発汗）
- 乳香《にゅうこう》……フランキンセンス（血流改善、皮膚の修復、止痛）
- 没薬《もつやく》……ミルラ（血流改善、皮膚の修復、止痛）

・生姜《しょうきょう》……ジンジャー（風邪初期、解毒、身体を温める、吐き気止め）
・陳皮《ちんぴ》……オレンジ（食欲増進、痰を切る、気力回復）
・薄荷《はっか》……ペパーミント（清熱、リフレッシュ、痒みを抑える、頭目刺激）
・胡麻《ごま》……セサミ（アンチエイジング）
・白檀香《びゃくだんこう》……サンダルウッド（気力回復、リラックス、止痛（温））
・胡椒《こしょう》……ブラックペッパー（身体を温める、止痛、食欲増進、解毒）
・香櫞《こうえん》……レモン（気力回復、咳や痰を抑える、リフレッシュ）
・霍香《かっこう》……パチュリ（夏風邪、むくみ、下痢、吐き気止め）
・樟脳《しょうのう》……カンファー（止痛、痒みを抑える、気付け）

クローブには軽い麻酔様作用があるといわれます。歯の痛みの時に応急処置としてよく使用されますが、一体どのくらいの麻酔様作用なのか、自分の身体で試してみました。

うがいコップいっぱいの水にクローブの精油を1滴垂らし、よく拡散してから口に含んでみたところ、清潔な消毒薬のような香りがし、口の中がさっぱりしました。その後、2滴、3滴……と増やすと、どんどん苦くなってきてびりびりとし、コップの大きさにもよりますが、5滴めで口の端から気がつくと水がうっすら漏れ、麻痺らしき症状が出始めました。
歯痛の際の応急処置には、綿棒に1滴含ませ、歯茎にちょんちょんと塗るだけで充分と思われます。一度に多量を使用しないよう注意してください。

フランキンセンスとミルラは、キリストが生まれた際に、東方の三博士が献上した植物で、当時は金と同じ価値があるとされていました。また、古代エジプトでミイラを作る時の防腐剤にも利用されていました。

陳皮は、温州みかんの皮から採れる生薬であり、オレンジはオレンジの果皮から採れる精油のため、多少違いはありますが、類似した効果があるので記載しました。
ちなみに、オレンジ精油をアロマバスで入れると、どの位の滴数で実際に自分の身体に悪影響が出るか試してみたところ、バスタブいっぱいのお風呂のお湯に10滴入れた時点で身体中がピリピリし、皮膚炎になってしまいました。用量は守って使用しましょう。

ペパーミントは、よく市販の外用鎮痛剤の湿布にも含まれていますが、人により、量により、化学熱傷やかぶれを起こすことがあるので、やはり要注意です。

カンファーはローズマリーの中心成分。カンフル剤のカンフルのことです。

ほかにも、安息香（ベンゾイン）や茉莉花（ジャスミン）、紅花（ベニバナ）など、アロマセラピーの精油やキャリアオイルで利用される植物は多々あります。

みつろうで香油クリームを作ってみよう

「みつろう」とは、みつばちが花の蜜の一部を唾液と混ぜてロウとして分泌するもので、それを巣の材料にしたり子どもに栄養として与えます。

そのみつろうを使ってハンドクリームや香水代わりにもなる練り香を作ってみましょう。みつろうには、殺菌抗菌や保湿、角質を柔らかくする効果があります。また、ほんのわずかの量でも充分のびがよいので、ごく少量を手に取り全体にのばしてください。

みつろうは精製された白いものと精製前の黄色いものが売られています。はちみつにアレルギーがあると思われる方は、白いものを使って作りましょう。はちみつを与えてはいけない小さな子どもには使用しないよう、気をつけてください。

●みつろうの香油クリーム

材料
みつろう……2g
ホホバオイル……12㎖
症状に合う精油……5滴
耐熱用のクリーム容器……15㎖用

作り方
①お湯を入れて弱火にかけたフライパンに、みつろうとホホバオイルを入れた耐熱用のクリーム容器を入れ、湯煎でよく溶かします。
②みつろうが完全に溶けたら、火傷に注意しながら火から下ろし、粗熱をとってから精油を垂らし、竹串などでよく混ぜます（粗熱をとらずに精油を入れると、精油の香りが蒸発してしまいます）。
③そのまま常温でおいて、固まったらできあがりです。

＊作った日付や使用した精油をシールに記載して貼っておくと便利です。酸化して香りが変わらないうちに、早めに使いきりましょう。

おわりに

最後までお読みいただきまして、ありがとうございました。

これからは、病院の検査でどこも悪くないと言われても、またはどこかに異常が見つかっても、この本を常に手の届くところに置いていただき、ほっこりのんびり養生法を実践してみてください。必ず心身の状態が変わってくると思います。

ツボは、見つけやすく安全で、みなさんがご自分で手の届くところのツボを意識し、今までの臨床で効果が高かったものを選びました。

精油は、あまり高価なものでなく、購入しても色々と活用できるようにと、長年の経験から選びました。

薬膳は、「生薬」ではなく、家族みんなが馴染みやすく、試しやすい「食材」のみを記載しました。本来、生薬は薬剤師の国家資格を持つ人や、場合により医師が調合するもので、漢方薬は医師の国家資格を持つ人が処方するもののため、あえて生薬は紹介せず、日々の食生活で利用できる食材の効果を紹介しました。

それぞれの専門家から見たら、もっと深い世界があるというご意見もあるかもしれませんが、ご了承ください。


何事も、心と身体が資本。笑っても怒っても泣いても同じ時間が過ぎるのであれば、養生して心身の元気を養い、毎日笑顔で楽しい日々を送りたいものです。

そのために、この本を上手に活用していただければ、こんなに嬉しいことはありません。

何より、みなさんがご自分の心と身体の声を聞くためのきっかけになればいいなと思います。


最後に、ＢＡＢジャパンの木村麗さん、ずっとまとめたかった本の出版にあたり、ご尽力くださいまして本当にありがとうございました。

お陰様で最後まで書き終えることができました。感謝の気持ちでいっぱいです。

ミリアムワードの潮田利恵さん、ＢＡＢジャパンの森口敦さん、出版のきっかけをくださり、本当にありがとうございました。心から感謝しています。

イラストレーターの安永宏子さん、いつか本を出版するなら挿絵は安永さんの絵でと切望していたので、依頼を受けてくださりとても嬉しかったです。ありがとうございました。

田中ミカさん、本文デザインにあたり、大変お世話になりました。ありがとうございました。本の装丁デザインの梅村昇史さん、素敵なデザインをありがとうございました。

元・国際アロマセラピスト連盟会長ニコル・ペレッツ先生、アロマセラピーの素晴らしさを教えていただきまして、ありがとうございました。

ミッシェル・マックブライドさん、どこにいてもいつも応援してくださり、本当に感謝しています。

ネオアロマハウスの田村淳さん、星野望さん、いつも良質な精油をありがとうございます。長きに渡りお世話になりまして、感謝しています。アロマセラピストの坂井真奈子さん、馬場裕美さん、英国のアロマセラピーの学校で一緒に学べたこと、本当に嬉しく、ありがたく、出会いに感謝しています。

大磯治療院の長谷川尚哉先生、当時、鍼灸の学校に行くきっかけをいただきました。ありがとうございました。

後藤学園の先生方、そして今は退職された当時の東京衛生学園にいらした先生方、西洋医学の知識はもちろん、東洋医学の面白さを教えていただきましてありがとうございました。

心療内科塚本クリニックの故・塚本徹先生、紙谷整形外科ペインクリニックの紙谷裕昭先生、当時まだ駆け出しの治療家だった私をご指導いただきまして、ありがとうございました。

東邦大学病院東洋医学科の三浦於菟先生、東洋医学の臨床について、多くの勉強をさせていただきまして、本当にありがとうございます。心から感謝しています。土屋喬先生、大学病院の鍼灸外来研修では多くのご指導をいただきまして、本当にありがとうございました。

I・T先生、C・T先生、西洋医学と東洋医学の融合や漢方と鍼灸の連携治療に際し、いつもお世話になりましてありがとうございます。感謝の気持ちでいっぱいです。これからもどうぞよろしくお願い致します。

舟坂和子さん、いろいろと相談にのっていただきまして、ありがとうございました。

そして、陰ながら見守り、支え、応援してくれる両親と、姉夫婦、優、元気をくれる樹と環、いつもありがとう。

２０１５年12月

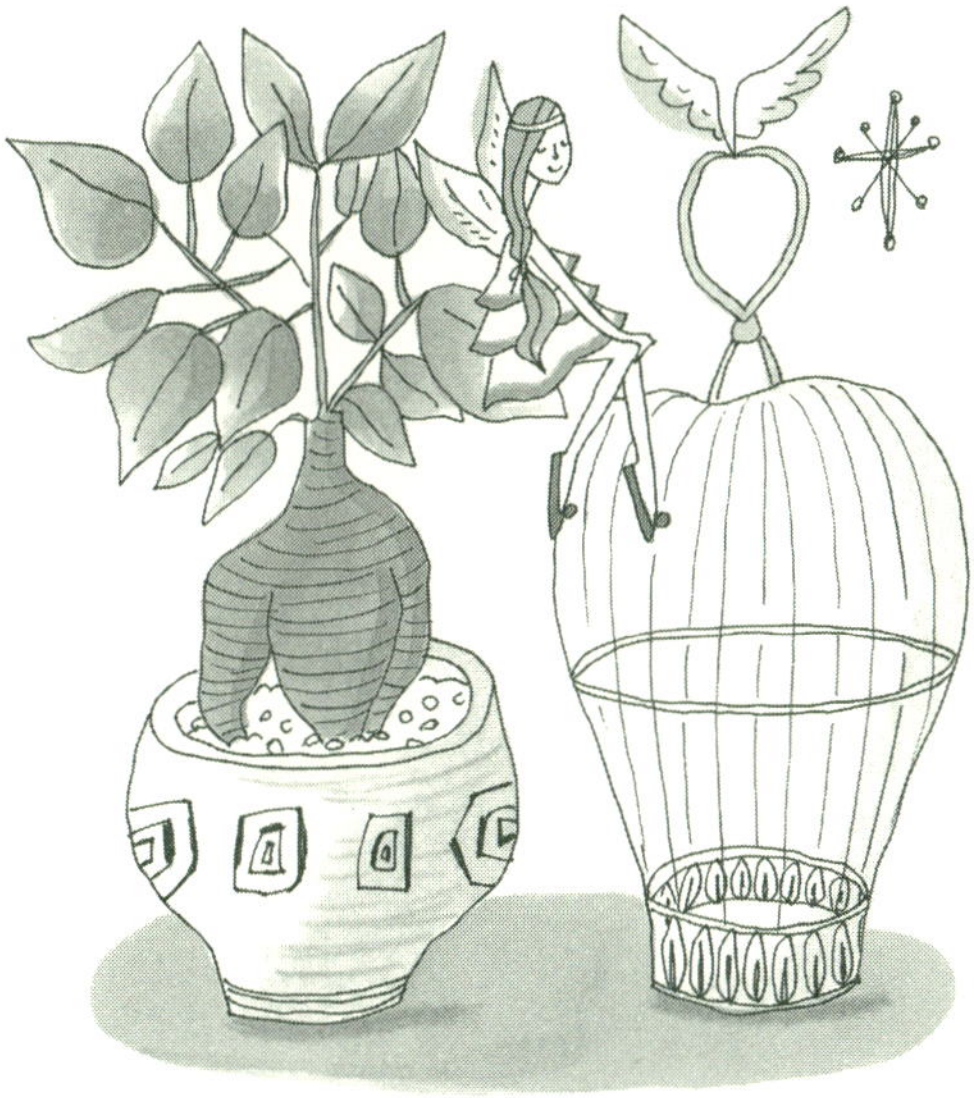

著者・森下 有紀（もりした ゆき）

心と身体の治療院「レディース・アロマ鍼灸ルーム」主宰。鍼灸師。国際アロマセラピスト連盟（IFA）認定アロマセラピスト。本草薬膳学院認定薬膳コーディネーター。日本能力開発推進協会認定メンタル心理カウンセラー。

パリ第四大学、マルセイユ第三大学への留学時にアロマセラピーと出会い、長年勤めていたレコード会社を休職・退職し、当時日本になかったアロマセラピストの資格を取得するため英国へ。The School of Holistic Aromatherapy にて資格取得、欧州にて研鑽を積む。帰国後、東京衛生学園専門学校を経て鍼灸師の資格を取得し、医療の道へ転身。

現在は、病院内での鍼灸治療やアロマセラピー経験に基づき、西洋医学・東洋医学・補完療法の連携治療を推奨し、実践している。

好きなものは、人体、植物、海と山、ピアノの音、そして猫。

HP　http://aroma-shinkyu.jimdo.com

装丁：梅村昇史　　本文デザイン：ギール・プロ　　イラスト：安永宏子

具合が悪いのに、
病院で「どこも悪くない」と言われたら読む本
心と身体のほっこり養生法

2016年2月10日　初版第1刷発行

著者
森下有紀

発行者
東口敏郎

発行所
株式会社 BAB ジャパン
〒 151-0073　東京都渋谷区笹塚 1-30-11 中村ビル
TEL 03-3469-0135
FAX 03-3469-0162
URL http://www.therapylife.jp
E-mail: shop@bab.co.jp

郵便振替
00140-7-116767

印刷・製本
株式会社 暁印刷

ISBN978-4-86220-950-4　C2077

BOOK Collection

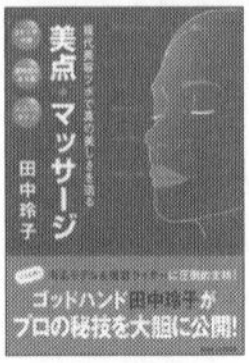

現代美容ツボで真の美しさを造る　**美点マッサージ**

ゴッドハンド田中玲子がプロの秘技を大胆に公開！　従来のツボよりも美しくなれる現代の美容ツボ 「美点」 の詳細がこの一冊で！■目次 ： REY 式美点ができるまで／ 12 万人に触れて探し当てた美点マッサージ／フェイシャル編　実践 美点マッサージ／ボディ編　実践 美点マッサージ／ 40 年変わらない！ REY 式体型維持法

●田中玲子 著　●A5判　●160頁　●本体1,600円+税

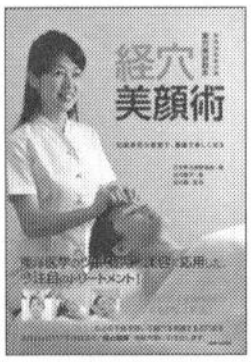

美容技術者必携! 東方美容教本 **経穴美顔術**

東洋医学のツボ （経穴） を美容に応用した、今注目のトリートメント！ 「押す」 「揉む」 「擦る」 などの手技を用いて経穴を刺激する点穴法を主体とした 117 手の技法で、 “美と健康” を最大限に引き出します。 「美は健康を基礎として成立する」 という最先端の伝統美容を実践する技法を詳解。

●日本東方美容協会 編／北川直子 著／北川毅 監修
●B5判　●256頁　●本体 2,800 円+税

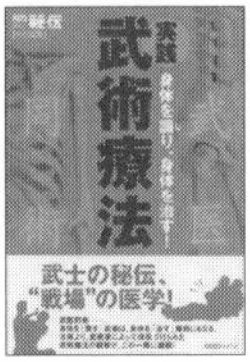

実践 武術療法　身体を識り、身体を治す！

武医同術――。身体を「壊す」武術は、身体を「治す」療術にもなる。古来より、武術家によって体系づけられた武術療法の叡智が、この一冊に凝縮！（筋整流法の小口先生の記事掲載） ■目次 ： 古流柔術と柔道整復術／関口流富田派整体術／石黒流骨法療術の妙技／ツボの世界と武的感性／武道に活かす整体の知恵／柔術が秘めた力／骨の読み方／武術活法の世界／その他　※付録殺活術の歴史

● 「月刊秘伝」 特別編集　●A5判　●200頁　●本体1,600円+税

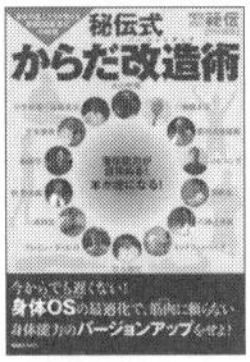

秘伝式 **からだ改造術**

「月刊秘伝」 掲載した身体が内側から目覚める、秘伝式トレーニングメソッド集。「内臓力を鍛えよ！」（小山 一夫／平直行／佐々木了雲／中山隆嗣） ／ 「身体再起動法」（真向法　佐藤良彦／井本整体　井本邦昭／池上六朗／皇方指圧　伊東政浩） ／ 「日常生活で身体を変える」（松原秀樹／野口整体　河野智聖／ロルフィング　藤本靖／八神之体術　利根川幸夫）

●月刊秘伝 特別編集 編　●B5判　●160頁　●本体1,500円+税

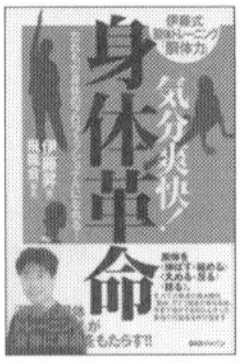

気分爽快！ **身体革命**

だれもが身体のプロフェッショナルになれる!

3つの「胴体力トレーニング〈伸ばす・縮める〉〈丸める・反る〉〈捻る〉」が身体に革命をもたらす !!　■目次：総論　身体は楽に動くもの／基礎編①　身体の動きは三つしかない／基礎編②　不快な症状はこれで解消できる／実践編　その場で効く伊藤式胴体トレーニング／応用編　毎日の生活に活かす伊藤式胴体トレーニング

●伊藤昇　著／飛龍会　編　●四六判　●216頁　●本体1,400円 + 税

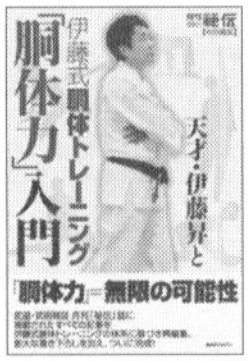

天才・伊藤昇と伊藤式胴体トレーニング
「胴体力」 入門

武道・スポーツ・芸能などの天才たちに共通する効率のよい「胴体の動き」を開発する方法を考案した故・伊藤昇師。師の開発した「胴体力」を理解するために、トレーニング法や理論はもちろんのこと生前の伊藤師の貴重なインタビューも収録した永久保存版。月刊「秘伝」に掲載されたすべての記事を再編集し、膨大な書き下ろし多数追加。

● 「月刊 秘伝」 編集部 編　●B5判　●232頁　●本体1,800円 + 税

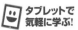

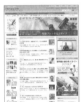